C·H·Beck
PAPERBACK

Weder werden im Alter alle Haare grau noch schrumpft ab 60 der Körper. Und wussten Sie, dass wir nicht nur immer älter werden, sondern meist in der zweiten Lebenshälfte auch glücklicher sind? Sie können selbst sehr viel tun, um gesund und fit zu bleiben. Also fangen Sie am besten gleich damit an, statt sich einreden zu lassen, dass Sie zum alten Eisen gehören! Dieses Buch räumt auf mit den größten Irrtümern über das Älterwerden und sagt, wie es wirklich ist. Es sorgt dafür, dass sich Menschen künftig ohne Vorurteile mit dem Älterwerden auseinandersetzen, die Herausforderungen des Alterns annehmen und die wirklichen Grenzen leichter meistern.

Dr. med. Michael Prang ist Arzt, freier Medizinjournalist und Autor mehrerer Buchveröffentlichungen zu Gesundheitsthemen. Heute betreibt er u. a. eine Agentur für Gesundheitskommunikation. Bei C.H.Beck sind u. a. erschienen: *Vegetarier leben länger* (^{3}2011) und *Die 77 größten Fitness-Irrtümer* (^{2}2014).

Dr. med. Michael Prang

Not Too Old to Rock 'n' Roll

Die 77 größten Irrtümer über das Älterwerden

Verlag C.H.Beck

Originalausgabe

Satz, Druck und Bindung: Druckerei C.H.Beck, Nördlingen
Umschlagabbildung: plainpicture/David Jakle
Umschlaggestaltung: Geviert, Grafik & Typografie, Michaela Kneißl
Printed in Germany
ISBN 978 3 406 68843 0

www.chbeck.de

Alle Informationen in diesem Buch wurden nach bestem Wissen und, wo es möglich war, nach dem aktuellen Stand der Wissenschaft gegeben. Alle genannten Werte und Zahlen sind grundsätzlich statistische Annahmen. Autor und Verlag übernehmen, auch mit Blick auf Druckfehler und fachliche Fehler, keine Gewähr. Nur ein Arzt oder eine Ärztin, der oder die in direktem Kontakt mit der Person steht, kann im konkreten Fall eine Diagnose stellen, über eine Therapie entscheiden, ein Medikament empfehlen und diese Person individuell beraten. Und vor jeder rezeptfreien Medikation sollten Sie sich anhand des Beipackzettels über das Präparat informieren. Bevor Sie eine in diesem Buch empfohlene Übung ausprobieren, sollten Sie Ihren Arzt fragen, ob Ihr Gesundheitszustand das Durchführen dieser Übung erlaubt.

Wegen der besseren Lesbarkeit wird in diesem Buch nicht zwischen männlicher und weiblicher Form unterschieden, sondern nur die männliche Person gebraucht. Das weibliche Geschlecht ist ausdrücklich ebenfalls gemeint.

Inhalt

Darum dieses Buch

Liebe Leserin, lieber Leser,
als Kind wollte ich unbedingt wissen, wie meine Freunde und ich als Erwachsene aussehen würden. Heute, über 40 Jahre später, beschäftigt mich etwas Ähnliches: Was wird sein, wenn wir alt sind? Wie werden wir aussehen und wie werden wir uns kleiden, wenn wir 80 Jahre und älter sind? Womit werden wir uns beschäftigen? Wie und was werden wir denken und fühlen? Und vor allem: Werden wir gesund sein und ein aktives und interessantes Leben führen? Oder wird eintreffen, was Pessimisten über das Alter sagen: Schluss mit Sport, Spaß, Sex und Gesundheit?

Wir werden immer älter, fitter und klüger Eines ist sicher: Die Lebenserwartung der Menschen steigt, das zeigt ein Blick in die USA. Nimmt die Lebenserwartung dort weiterhin in dem Maß der Vergangenheit zu, wird im Jahr 2084 die durchschnittliche Lebenserwartung 100 Jahre betragen. Kalkuliert man nur mit der Steigungsrate seit dem Jahr 2000, liegt sie statistisch gesehen immer noch bei 91 Jahren. Natürlich, die Amerikaner mal wieder! Sie sind schließlich die Erfinder von *schneller, höher, weiter* – und nun auch von *älter*? Nein, Studien belegen, dass auch in Deutschland die Menschen immer älter, fitter und klüger werden. Etwas mehr als 81 Millionen Menschen leben aktuell in Deutschland. Davon ist heute jeder Fünfte über 65 Jahre alt; 2060 wird es jeder Dritte sein.

Jeder will alt werden, doch niemand will alt sein Das klingt nach fantastischen Aussichten für das Älterwerden. Doch abgesehen davon, dass nur wenige meiner Zeitgenossen das Jahr 2084 erleben werden – nicht jeder wird sich über die steigende Lebenserwartung freuen. Alle wollen alt werden, doch niemand will alt sein. Warum ist das so?

Die Furcht vor dem Alter hat natürlich Gründe. Einer davon

ist: Während Gesundheit, Vitalität, Spaß, Sportlichkeit und Erotik abnehmen, nehmen Falten, Haarausfall, Arthrose, Vergesslichkeit, Schlaganfälle und etliches Nervige und Unangenehme mehr zu. Obendrein gibt es Diagnosen von Ärzten wie: «Das ist das Alter, Herr Prang – da kann man nicht mehr viel tun!» Kein Wunder also, dass viele Menschen fürchten, mit den Jahren weniger attraktiv zu sein, nicht mehr gebraucht zu werden und weniger leisten zu können. Aber ist das wirklich so?

Viele Klischees über das Älterwerden sind nur Klischees über das Älterwerden Die Idee zu diesem Buch nahm nach dem Besuch eines Konzerts des Entertainers Udo Jürgens im Jahr 2013 in meinem Notizbuch langsam Gestalt an. Was als spontanes Geschenk für meine Frau gedacht war, wurde zu einem Ausflug mit einer richtungsweisenden Erkenntnis: Der Mann war damals mit 79 Jahren fit genug, um auf einer anstrengenden Konzerttournee Abend für Abend über zwei Stunden lang sein Publikum zu begeistern. Er sang mit einer Stimme, die reif aber ganz und gar nicht nach beinahe 80 Jahren klang. Und er bewegte sich nicht im Mindesten wie ein betagter Mann. Das hatte ich so nicht erwartet.

Nach dem Konzert notierte ich die Namen von älteren Menschen, die mir dank ihrer Aktivität und Vitalität angenehm aufgefallen waren. Allen voran der inzwischen verstorbene Altbundeskanzler Helmut Schmidt, der noch mit 97 Jahren im Fernsehen die große Politik diskutierte und Bücher schrieb. Dann natürlich die Mitglieder der *Rolling Stones*, mehrheitlich über 72 Jahre alt, die auch im Jahr 2016 weltweit Fußballstadien füllen – und damit erklärtermaßen so schnell nicht aufhören wollen. Oder der Schauspieler und professionelle Autorennfahrer Paul Newman, der im Jahr 2005 im Alter von 80 Jahren sein letztes professionelles 24-Stunden-Rennen in einem Fahrzeug mit mehreren Hundert PS bestritt; er starb drei Jahre später. Auch beeindruckt hat mich die Berliner Unternehmerin Heidi Hetzer, die 79-jährig mit einem Oldtimer fast alleine um die Welt fährt. Und da ist Kazuyoshi Miura, der mit 49 Jahren in Japan erfolgreich als Profifußballer spielt. Der verstorbene Hans Riegel gehört natürlich ebenfalls in diese Aufzählung – als Inhaber von *Haribo* leitete er noch mit 90 Jahren eigenständig seine Firma.

Es geht also auch anders – viele der gängigen Klischees über das Älterwerden als allein krankmachendes Unheil sind nicht mehr als das: Klischees. Sie dürfen deshalb gerne ignoriert werden. Genauso halten es die sich selbst *Best-Agers* nennenden Menschen zwischen 50 und 80 Jahren – nicht mehr jung, aber auch noch nicht wirklich alt –, die bewusst einen aktiven Lebensstil und Zufriedenheit pflegen. Auf die Frage, wie lange sie dieses oder jenes noch machen wollen, antworten sie deshalb sinngemäß: «So lange es mir Spaß macht, eher länger also!»

Natürlich kann Älterwerden auch Kranksein bedeuten Dieses Buch ist von aktiven Senioren wie den genannten Personen und Altersrebellen wie den *Best Agers* inspiriert. Sie alle machen sich keine großen Gedanken darüber, was an ihrem Lebensstil altersgemäß ist und was nicht. Ich würde gerne in einigen Jahren selbst zu diesem Kreis gehören und will deshalb heute meinen Teil dazu beitragen, das Selbstvertrauen älterwerdender Menschen zu stärken. Auch als Antwort auf eine Frage, die mich und sicher viele andere Menschen beschäftigt: Werden wir im Alter gesund sein und ein aktives und interessantes Leben führen?

Doch dieses Buch verherrlicht das Alter nicht, denn Älterwerden kann natürlich mit Kranksein einhergehen. Die Weltgesundheitsorganisation (WHO) stellt in ihrem im Herbst 2015 veröffentlichten «Weltbericht über Altwerden und Gesundheit» fest, dass die meisten Menschen weit über 60 Jahre alt werden, doch fast 25 Prozent der 70- bis 85-Jährigen an mindestens fünf Krankheiten zur gleichen Zeit leiden. Selbst das bedeutet jedoch nicht, dass Älterwerden in diesen Fällen eine Qual sein muss. Gegen viele Erkrankungen lässt sich auch im Alter etwas unternehmen. So gibt es zum Beispiel Hörgeräte gegen Schwerhörigkeit, Brillen und Laseroperationen bei Sehfehlern, Medikamente bei Herzerkrankungen, kluge Physiotherapiekonzepte bei Gelenkverschleiß und vieles mehr. Es bringt ja nichts, so zu tun, als sei das Alter uneingeschränkt eine prima Angelegenheit, wenn man nur die richtige Brille aufsetzt. Aber viele der gängigen Klischees über die Defizite des Alters sind Unsinn oder erweisen sich nach genauer Prüfung als stark übertrieben. Denn Älterwerden ist keineswegs automatisch mit Verfall und Verzicht auf Lebensqualität verbunden. Wir leben heute nicht nur viel länger als je zuvor, sondern sind zugleich fitter und gesünder. Und wie immer mehr Studien zeigen, sind wir im Alter auch glücklicher als in der ersten Lebenshälfte. Das sollten wir Älterwerdenden schamlos ausnutzen.

Dieses Buch richtet sich an Menschen, die sich auf das Älterwerden freuen wollen *Not Too Old to Rock 'n' Roll* räumt deshalb auf mit den größten Irrtümern über das Älterwerden und sagt, wie es sich tatsächlich verhält. Es ist in der Hoffnung geschrieben, dass sich Junioren wie Senioren künftig ohne Vorurteile mit dem Prozess des Älterwerdens und dem Altsein auseinandersetzen, die damit verbundenen Herausforderungen annehmen und ihre wirklichen Grenzen abstecken. Gesundheitsprobleme, die sich durch das Älterwerden ergeben, werden nicht verschwiegen, aber von Tipps zum entspannteren Umgang mit diesen Problemen begleitet.

Dieses Buch richtet sich an alle Menschen, die sich auf das Älterwerden freuen wollen.

Viel Freude beim Lesen

Ihr Dr. med. Michael Prang

1. Anti-Aging verlangsamt das Älterwerden

Nein, das tut es leider nicht! Produkte, die nachgewiesenermaßen das Altern aufschieben können, gibt es nicht. Dass manche Unternehmen dennoch den Begriff «Anti-Aging» verwenden, um Produkte zu verkaufen, die höchstens kosmetische Effekte haben, ist glatte Irreführung. Es lohnt nicht, auch nur einen Cent dafür auszugeben. Verspricht ein Produkt, das Altern aufzuhalten oder umzukehren, ist das schlichtweg Betrug – auch wenn das Produkt noch so elegant verpackt daherkommt oder von Stars und Sternchen vermarktet wird. Der Grund ist relativ einfach: Kein Wissenschaftler weiß derzeit genau, wo Präparate überhaupt ansetzen müssten, um das Altern aufzuschieben; derzeit gibt es etwa 300 verschiedene Theorien über das Altern. In erster Linie sind es vermutlich Schäden an der Erbsubstanz, die für Alterungsprozesse im menschlichen Körper maßgeblich sind.

Das wahre Anti-Aging ist kostenlos – und funktioniert Von den Vermarktern von Anti-Aging-Produkten werden genau solche Theorien benutzt und als zu einhundert Prozent sichere Erkenntnisse ausgegeben. Das Beispiel des Enzyms Telomerase, das in Tablettenform erhältlich ist, zeigt, wie diese Masche funktioniert. Telomerase verlängert die Telomere, jene winzigen Kappen am Ende der menschlichen Chromosomen, die im Laufe des Lebens immer kürzer werden, und zwischen deren Länge und unserem biologischen Alter möglicherweise ein enger Zusammenhang besteht. Nach dem aktuellen Wissensstand ist es allerdings nicht möglich, Telomerase per Tablette über Magen und Darm in die Zellen zu schleusen, um die kürzer gewordenen Telomere wieder zu verlängern. Dennoch bewerben Vermarkter die entsprechenden Produkte mit dieser Botschaft – und viele Menschen kaufen sie, um damit den Prozess des Alterns zu bremsen.

Es gibt durchaus Möglichkeiten, die Erbsubstanz zu schützen, und diese sind auch seit langem bekannt: gesund essen, viel bewegen und gut schlafen, außerdem nicht rauchen, wenig Alkohol trinken und negativen Stress vermeiden. Das sind natürlich einfache Wahrheiten, die seit Ewigkeiten gepredigt werden. Aber so einfach ist – jedenfalls in der Theorie – das einzig wirksame Anti-Aging-Programm, das im Prinzip auch noch kostenlos ist.

Mehr Spaß am Älterwerden – so könnte es klappen!

- *Positiv denken* Wie alt man sich fühlt, hängt auch von der Erwartung ab. Je mehr man mit dem Älterwerden Kranksein und Vergesslichkeit verbindet, desto stärker wird man diese auch empfinden. Besser ist es, positive Vorbilder für das Älterwerden zu suchen und ihnen nachzueifern.
- *Auf die Vorteile des Alters konzentrieren* Senioren haben jede Menge Lebenserfahrung und empfinden vieles als nicht mehr so wichtig. Das sorgt für ein entspanntes Leben.
- *Neugierig sein* Neuen Interessen nachgehen, Kontakt zu Menschen suchen, an bisher fremde Orte fahren – alles das mag anstrengend klingen, hält aber Körper und Geist fit. Gut für diesen Zweck ist auch eine ehrenamtliche Tätigkeit. Sie stärkt das Selbstwertgefühl und verringert gegebenenfalls die Einsamkeit.
- *Sport treiben* Etwa drei Stunden Ausdauersport pro Woche genügen, damit bei einem Siebzigjährigen Herz, Kreislauf, Atmung und Stoffwechsel so leistungsfähig wie bei einem untrainierten Vierzigjährigen sind. Bestens geeignet ist eine Kombination aus Ausdauer- und Krafttraining.
- *Den Freundeskreis pflegen* Menschen brauchen in jedem Alter die Ansprache, Wärme und Nähe anderer Menschen. Und wo bekommt man mehr davon als bei guten Freunden?
- *Gesund leben* Nicht rauchen, wenig Alkohol trinken, abwechslungsreich essen, Sport machen – gesund leben ist eigentlich sehr einfach.

- *Bewusst kleiden und den Körper pflegen* Das Äußere beeinflusst das innere Gefühl – das gilt in jedem Alter.
- *Nicht bequem werden* So viel wie möglich von anderen erledigen zu lassen nimmt einem mit der Zeit die Selbstständigkeit. Besser ist es, solange wie möglich selbst einzukaufen, zu kochen, den Haushalt zu besorgen und täglich etwas zu arbeiten oder zu unternehmen. Wie wäre es beispielsweise damit, sich um ein Haustier zu kümmern?

2. Ab 40 lässt der Verstand nach

Nein, das stimmt zum Glück nicht. Die höchste sogenannte kognitive Leistungsfähigkeit – damit sind unter anderem die Fähigkeit gemeint, schnell zu vergleichen, komplexe Informationen zu erinnern und verborgene Zusammenhänge zu entdecken – erreichen wir Menschen im Durchschnitt schon mit 22 Jahren. Das hat eine Studie amerikanischer Psychologen an der Universität von Virginia ergeben. Der Studie zufolge beginnt die kognitive Leistungsfähigkeit jedoch bereits mit 27 und nicht erst mit 40 Jahren langsam wieder abzunehmen. Als Hauptgrund gilt: Mit den Jahren verändert sich das Gehirn und die Gehirnnervenzellen übertragen die Signale untereinander weniger effizient von einer Zelle zur anderen. Man muss sich das wie bei einem älteren Computer vorstellen, der ab einem gewissen Alter immer länger braucht, um seine Programme auszuführen und Informationen aus seinem gefüllten Speicher abzurufen.

Für die Studie haben die Psychologen sieben Jahre lang durch regelmäßige Tests bei rund 2000 gesunden Personen zwischen 18 und 60 Jahren die kognitive Leistungsfähigkeit ermittelt. Die Teilnehmer mussten Puzzles zusammenbauen, einzelne Worte und ganze Passagen aus Geschichten erinnern, Muster in Symbolen oder Buchstaben zuordnen und vieles mehr.

Kognitive Fähigkeiten lassen sich auch im Alter verbessern Soweit die Theorie. Dass die kognitive Leistungsfähigkeit schon ab 27 Jahren zu sinken beginnt, fällt allerdings lange Zeit nicht auf. Augenscheinlich werden diese Veränderungen lediglich nach und nach bei Aufgaben, die abstraktes Denken sowie schnelles Erfassen und Verarbeiten von Informationen erfordern. Wer über 27 ist und sich schon immer mal gefragt hat, warum die Kinder oder Enkelkinder schneller puzzeln können oder die Spiele auf dem iPad oder der Spielekonsole immer als erste beenden – das ist die Antwort.

Bei der abnehmenden kognitiven Leistungsfähigkeit muss es aber nicht bleiben: Untersuchungen zeigen, dass sich das schleichende Nachlassen der kognitiven Fähigkeiten im Zuge des Älterwerdens verlangsamen und sogar «überholen» lässt. In einer Studie wurden beispielsweise die kognitiven Fähigkeiten von Erwachsenen zwischen 60 und 90 untersucht. Etwa die Hälfte von ihnen verbrachte mehr als drei Monate lang wöchentlich 16 Stunden mit dem Erlernen neuer Fertigkeiten – etwa wie man mit dem iPad umgeht oder Digitalfotos bearbeitet. Im Vergleich zu den Altersgenossen in der Studie, die nur Worträtsel gelöst oder an sozialen Aktivitäten teilgenommen und damit keinerlei neue Fertigkeiten erworben hatten, konnten die Teilnehmer, die allerlei Neues erlernt hatten, deutlich schneller Informationen verarbeiten. Der Grund dafür ist vermutlich, dass das Erlernen neuer Fertigkeiten auch neue Hirnschaltkreise eröffnet und damit altersbedingte Veränderungen wieder ausgleicht.

Ältere Menschen denken aufgrund ihrer Lebenserfahrung oft produktiver als jüngere Viele Fähigkeiten, die mit dem Lernen zu tun haben, beispielsweise der Aufbau eines großen Wortschatzes oder das Sammeln von Allgemeinwissen, verbessern sich aus diesen Gründen bis zu einem Alter von etwa 60 Jahren und gleichen eine altersbedingte leichte Schwäche beim kognitiven Denken dadurch mindestens wieder aus. Allerdings ist durchaus auch mehr drin: So denken viele ältere Menschen aufgrund ihrer Lebenserfahrung produktiver und schneller als jüngere. Und auch das Urteilsvermögen und das Problemlösungsvermögen altern nicht. Das Zusammenspiel von kognitiven Fähigkeiten und Wissen kann sogar bis ins höhere Alter zunehmen. Kein Wunder also, dass Genies wie Albert Einstein, Johann Wolfgang von Goethe und andere viele ihrer Werke erst in einem sehr reifen Alter geschaffen haben.

Für alte Leute sind Computer nichts

Das ist Unsinn. Rund fünf Millionen über Sechzigjährige in Deutschland nutzen einer ARD/ZDF-Studie zufolge bereits das Internet und begeistern sich immer mehr für Computerspiele. In einer Umfrage des Internetportals www.feierabend.de, einer der größten Communities im Internet für «Menschen in den besten Jahren», bestätigten die knapp 1200 Teilnehmer im Alter von durchschnittlich 61 Jahren, dass ihnen das Spielen Freude macht. Und das ist gut so.

Denn digitale Spiele können die motorischen und kognitiven Fähigkeiten trainieren. Gerade Senioren können deshalb von Computerspielen profitieren. Außerdem stellt diese Beschäftigung eine Verbindung zu jüngeren Generationen her und fördert die Feinmotorik. Auch Sport- und Bewegungsspiele mit Computerhilfe können positive Effekte haben, denn sie beanspruchen den ganzen Körper. Zwar sind solche Bewegungsspiele kein vollständiger Ersatz für Sport ohne Computerhilfe. Auf diese Weise können aber spielerisch Bewegungsabläufe trainiert werden, die dafür sorgen, dass eine gute Körperkoordination im Alter erhalten bleibt.

3. Ein Schnaps am Tag verlängert das Leben

Nein, dass eine geringe Menge Alkohol am Tag das Leben verlängert, ist kompletter Unsinn. Wer seinen täglichen Alkoholkonsum damit begründet, etwas für die Gesundheit zu tun, liegt völlig falsch und lebt gefährlich. Die angeblich positive Wirkung von kleinen Mengen Alkohol für die Gesundheit, von der in den vergangenen Jahrzehnten häufig zu lesen war, ist vermutlich das Ergebnis von Statistikfehlern. Die Wirklichkeit sieht ganz anders aus. Ein Schnaps am Tag ist kein Mittel, um das Leben zu verlängern.

Der angeblich gesunde Schnaps pro Tag ist bloß ein Statistikfehler Und so wurde der Fehler entdeckt: Wissenschaftler in England hatten versucht herauszufinden, warum ausgerechnet das Trinken von ein wenig Alkohol das Leben verlängern soll. Sie hatten deshalb die Gesundheitsdaten von über 18 000 älteren Engländern untersucht. Rund zehn Jahre lang mussten die Teilnehmer der Untersuchung, von denen über 4000 innerhalb dieses Zeitraums starben, jährlich ihr Trinkverhalten dokumentieren.

Als die Wissenschaftler schließlich die Krankengeschichten der Verstorbenen mit ihrem Trinkverhalten verglichen, fiel ihnen auf, dass es kaum einen Unterschied machte, ob der Verstorbene ein mäßiger Trinker oder Antialkoholiker war. Im Durchschnitt waren in beiden Gruppen gleich viele Teilnehmer gestorben. Damit war klar, dass täglicher geringer Alkoholgenuss das Leben nicht verlängert.

Die Erklärung dafür, dass in vorangegangenen Studien kleine Mengen Alkohol als positiv für die Gesundheit eingestuft worden waren, könnte den Forschern zufolge der Umstand sein, dass bei Antialkoholikern stets unbeachtet geblieben war, warum sie auf Alkohol verzichteten. Und so rutschten vermutlich viele bereits trockene Alkoholiker in die Gruppe der Antialkoholiker, die wegen der Spätfolgen ihrer früheren Alkoholsucht aber eine kürzere Lebenserwartung hatten. Ihr Gesundheitszustand war oft schlechter als der Gesundheitszustand der moderaten Trinker. Das verfälschte die Statistik, die wohl auch allzu wohlwollend im Sinne eines gesundheitsfördernden geringen Alkoholgenusses interpretiert wurde.

Warum ist Alkohol im Alter eher ungesund?

Als eine Faustregel gilt, dass man ab dem 65. Lebensjahr nicht mehr als eine Alkoholeinheit pro Tag trinken sollte – was einem kleinen Glas Bier oder einem Glas Wein entspricht. Für diese relativ strikte Alkohol-Beschränkung gibt es mehrere medizinische Gründe:

- Mit zunehmenden Lebensjahren geht der Wasseranteil im Körper leicht zurück. Die gleiche Menge Alkohol aus einem Getränk lässt so den Alkoholspiegel im Blut stärker ansteigen als in jüngeren Jahren. Zudem baut die Leber Alkohol im Alter langsamer ab. Was früher an Alkohol problemlos verkraftet wurde, macht nun beschwipst oder betrunken. Das Risiko von Stürzen und anderen Unfällen steigt damit automatisch.
- Viele Senioren müssen mehrere Medikamente einnehmen. Alkohol verstärkt, schwächt oder verändert die Wirkung vieler Medikamente. In Verbindung mit einem blutdrucksenkenden Mittel beispielsweise kann es zu einem gefährlichen Abfall des Blutdrucks kommen. Auch wer Alkohol trinkt und danach oder dazu Schlafmittel, Beruhigungsmittel oder Antidepressiva einnimmt, muss mit Problemen rechnen, da alle diese Substanzen im Gehirn wirken. Lesen Sie deshalb bei Medikamenten stets die Packungsbeilage – oder fragen Sie tatsächlich einfach Ihren Arzt oder Apotheker.
- Im Alter belastet der Abbau des Alkohols den Körper deutlich stärker und verringert dadurch die Leistungsfähigkeit. Schlechtes Allgemeinbefinden und Konzentrationsprobleme können deshalb durchaus durch Alkohol verursacht sein.

- Bei chronischen Krankheiten und gesundheitlichen Risiken können schon geringe Mengen Alkohol schaden. Das gilt zum Beispiel bei Diabetes mellitus (Zuckerkrankheit), Lebererkrankungen sowie Depressionen und anderen psychischen Erkrankungen.
- Ein höheres Lebensalter schließt eine Alkoholabhängigkeit nicht aus. Wer trinkt, um körperliche Beschwerden zu lindern oder Gefühle wie Trauer, Einsamkeit, Langeweile oder Angst zu verdrängen, könnte bald eine Alkoholabhängigkeit entwickeln.

Umgekehrt lohnt es sich aber sehr, deutlich weniger oder gar keinen Alkohol zu trinken. Die körperliche und geistige Leistungsfähigkeit steigt spürbar, und erhöhte Leberwerte, Konzentrationsprobleme sowie Verdauungsprobleme bessern sich oft schon nach kurzer Zeit. Auf der Internetseite www.unabhaengig-im-alter.de gibt es weitere Informationen zu einem gesundheitsbewussten Umgang mit Alkohol im Alter. Sprechen Sie außerdem mit Ihrem Arzt, wenn Sie mehr Informationen benötigen, oder wenden Sie sich an eine Beratungsstelle.

4. Die Fruchtbarkeit sinkt ab dem 40. Lebensjahr

Nein, das stimmt nicht, denn pauschal lässt sich eine Fruchtbarkeitsgrenze gar nicht ziehen – unter anderem, weil es zwischen Frauen und Männern natürlich Unterschiede gibt. Männer sind grundsätzlich bis ins hohe Alter fruchtbar und können Kinder zeugen – wobei statistisch gesehen auch die männliche Fruchtbarkeit mit den Jahren langsam sinkt. Frauen sind dagegen zwischen dem 20. und dem 24. Lebensjahr besonders fruchtbar. Doch bereits ab dem 25. Lebensjahr sinkt, statistisch gesehen, die Wahrscheinlichkeit für eine Frau, schwanger zu werden mit jedem weiteren Lebensjahr. Nach Angaben der Deutschen Gesellschaft für gynäkologische Endokrinologie und Fortpflanzungsmedizin (DGGEF e.V.) ist eine Frau mit 35 Jahren deshalb nur noch halb so fruchtbar und damit empfängnisbereit, wie sie es mit 25 Jahren war. Mit 40 Jahren ist ihr Körper dann nur noch halb so fruchtbar wie 5 Jahre zuvor – eine Frau in fortgeschrittenem Alter benötigt deshalb oft mehrere Versuche, bis sie schwanger ist.

Frauen sind mit 35 Jahren noch halb so fruchtbar wie mit 25 Jahren – zumindest statistisch gesehen Warum die Fruchtbarkeit einer Frau bereits ab dem 25. Lebensjahr relativ schnell sinkt, hat mit Faktoren zu tun, die das Zustandekommen einer Schwangerschaft immer mehr erschweren. So kann sich grundsätzlich der allgemeine Gesundheitszustand mit dem Älterwerden verschlechtern – zum Beispiel, weil sich die Lebensumstände verschlechtern oder Krankheiten auftreten, die auch die Fruchtbarkeit beeinflussen. Darüber hinaus

- sinkt mit den Jahren die Anzahl der lebensfähigen Eibläschen in den Eierstöcken, die jeweils eine Eizelle enthalten (Follikel). Je älter eine Frau ist, desto weniger lebensfähige Eizellen sind noch vorhanden.
- wird der weibliche Zyklus in den Wechseljahren – also in den Jahren vor der letzten Regelblutung – zunehmend unregelmäßiger und kürzer.
- verändert sich die Beschaffenheit der Gebärmutter mit den Jahren – beispielsweise kann die Gebärmutterschleimhaut für eine befruchtete Eizelle zu dünn werden.
- wird der Scheidenausfluss mit dem Älterwerden dickflüssiger und dadurch für Spermien schwerer passierbar.
- können Krankheiten wie Endometriose und Chlamydieninfektionen grundsätzlich die Fortpflanzungsorgane der Frau schädigen.

5. Ab dem 60. Lebensjahr schrumpft der Körper

Nein, das ist leider falsch! Der Körper schrumpft schon viel früher – nämlich ungefähr ab dem 40. Lebensjahr. Auch der Autor dieses Buches musste kürzlich bei der Überprüfung dieser These feststellen, dass er um etwas mehr als einen Zentimeter kleiner ist als vor 15 Jahren.

Im Durchschnitt geht pro Lebensjahrzehnt ein Zentimeter an Körperlänge verloren. Die Ursache dafür ist zum einen der tendenziell eher zurückgehende Flüssigkeitsgehalt des Körpers. Dadurch verlieren die Bandscheiben an Elastizität und somit an Höhe. Bei einem guten Dutzend Bandscheiben in der Wirbelsäule können so in der Summe einige Millimeter zusammenkommen. Obendrein machen sich im Alter aber oft zusätzlich Haltungssünden bemerkbar, die Verschleißerscheinungen an der Wirbelsäule und als Folge einen etwas gebückteren Gang bewirken. Auch das kann die Körpergröße um ein paar Millimeter verringern.

Eine ergonomische Sitzhaltung beugt dem Schrumpfen vor Gegen Haltungsschäden und die Abnahme der Bandscheibenhöhe lässt sich aber zum Glück etwas unternehmen: Achten Sie vor allem am Schreibtisch auf eine ergonomische Sitzhaltung. So sollten beispielsweisen die Ober- und die Unterschenkel im Sitzen einen rechten Winkel bilden. Die Sitzfläche des Stuhls sollte mit dem Po soweit bedeckt sein, dass zwischen den Kniekehlen und der Sitzvorderkante drei Finger breit Platz ist. Sorgen Sie außerdem lebenslang für kräftige und ausgeglichene Rückenmuskeln. Eine bewusst kalziumreiche Ernährung mit reichlich Milchprodukten und Bewegung kann Knochenschwund (Osteoporose) vorbeugen, weil der Körper dadurch mehr von dem Knochenaufbau-Vitamin D produziert.

Erste Hilfe bei akuten Rückenschmerzen

- *Bewegen* Versuchen Sie, langsam und vorsichtig umherzugehen.
- *Kälte* Legen Sie zum Beispiel ein in ein Tuch eingewickeltes Kältepack aus dem Kühlfach auf die schmerzende Region; es gibt Kältepacks in jeder Apotheke.
- *Wärme* Auch eine Wärmflasche, ein Wärmekissen oder ein warmes Bad können die Schmerzen lindern – probieren Sie aus, was Ihnen am meisten hilft.
- *Sauna* Wenn Sie grundsätzlich Saunagänge vertragen und schmerzmäßig dazu noch in der Lage sind, dann probieren Sie einen Saunagang bei etwa 60 °C aus. Danach sollten Sie eine halbe Stunde entspannen.
- *Liegen* Versuchen Sie, eine entspannende Position wie die Stufenbettlage einzunehmen. Dazu die Kniegelenke und die Hüfte jeweils in einem Winkel von etwa 90 Grad anziehen, und die Füße auf einem Hocker oder einer Kiste ablegen.
- *Durchblutung fördern* Probieren Sie aus, ob Ihnen Thermosalben oder -pflaster aus der Apotheke etwas bringen.
- *Rezeptfreie Schmerzmittel* Wenn nichts Anderes hilft, können Sie auch Schmerzmedikamente wie Acetylsalicylsäure oder Paracetamol sowie Extrakte aus der Weidenrinde oder Teufelskralle ausprobieren.
- *Massagen* Massieren Sie vorsichtig die Schmerzpunkte mit den Fingerkuppen und entscheiden Sie, ob Ihnen das hilft.

6. Alt sein heißt einsam sein

Nein, so pauschal formuliert ist das falsch. Je nach Studie klagen lediglich zwischen 2 und 20 Prozent der Senioren in Deutschland über Einsamkeit. Das Gefühl der Einsamkeit, so der Psychologe und Buchautor John Cacioppo von der Universität von Chicago, ergibt sich, wenn man nicht beachtet und respektiert wird und deshalb die Beziehungen zu anderen Menschen negativ erlebt.

Wohl jeder fühlt sich manchmal im Leben einsam oder allein – zum Beispiel auf der Grillparty, auf der man keinen kennt, oder nach dem Tod der Partnerin oder des Partners. «Menschen die in der Einsamkeit feststecken, haben nichts falsch gemacht», schreibt Cacioppo in seinem Buch «Loneliness» und ergänzt: «Niemand von uns ist immun gegen das Gefühl, isoliert zu sein.»

Das Gefühl der Einsamkeit ist ein wichtiges Warnsignal Cacioppo zufolge stimuliert der Kontakt zu Mitmenschen das Belohnungssystem im Gehirn. Zurückweisung und Ausschluss dagegen aktivieren einen Bereich im Gehirn, der auch bei Schmerzen aktiv wird. Grundsätzlich ist das eine sehr sinnvolle Einrichtung, meint Cacioppo, da die Zugehörigkeit zu anderen Menschen in allen Zeitepochen für den Homo sapiens überlebenswichtig gewesen sei.

Das Gefühl der Einsamkeit gilt deshalb als ein wichtiges Warnsignal. Es soll dazu führen, Anschluss zu suchen und Kontakte zu schließen. Das Einsamkeitswarnsignal ertönt oft dann, wenn sich das Leben komplett verändert und dadurch Kontakte und enge Vertraute infrage gestellt werden – beispielsweise nach Umzügen, Arbeitsplatzverlust oder Trennung von einem Partner. Ob das als Einsamkeit empfunden wird, hängt allerdings davon ab, ob die Situation ungewollt ist. Zwischen Einsamkeit und Alleinsein gebe es schließlich einen Unterschied, so John Cacioppo. Ein gewolltes Alleinsein kann durchaus als befreiend und deshalb positiv erlebt werden. Zwei Prozent der Deutschen erleben das Alleinsein einer repräsentativen Umfrage des Instituts für Demoskopie zufolge allerdings als unangenehmen Dauerzustand. Vor allem Senioren über 80 fühlen sich oft einsam.

Die Anfälligkeit für das Gefühl der Einsamkeit kann ein Persönlichkeitsmerkmal sein Studien zeigen allerdings auch, dass manche Menschen aus Gründen, die in ihrer Persönlichkeit liegen, besonders anfällig für das Gefühl der Einsamkeit sind. Sie sind eher pessimistisch eingestellt, schüchtern und auf sich bezogen und können sich deshalb nicht besonders gut auf ihre Mitmenschen konzentrieren oder in sie hineinfühlen. Dazu kommt, dass viele Menschen ihre tiefen Gedanken und Gefühle ungern anderen mitteilen. Diese Kombination macht es den Betroffenen oft schwer, aktiv Kontakte zu suchen, ohne allzu große Erwartungen an die andere Person zu haben, und den Kontakt nicht abzubrechen, wenn die Dinge nicht ganz und gar positiv laufen. John Cacioppo zufolge gibt es deshalb noch einen weiteren Faktor, der häufiger zu Einsamkeit führt: Einsame neigen dazu, Kontakt zu anderen Einsamen zu suchen.

Einsamkeit gilt als schädlicher für die Gesundheit als Übergewicht Wer das Gefühl von Einsamkeit nicht als Warnsignal auffasst und zum Anlass nimmt, aktiv zu werden, muss bald mit chronischer Einsamkeit rechnen, die dann auch der Seele und dem Körper schaden kann. Laut Cacioppo haben Einsame deutlich öfter Infektionen, Kopfschmerzen und Herz-Kreislauf-Probleme als gesellige Menschen. Eine Meta-Studie von 2010, in der knapp 150 einzelne Studien mit über 300 000 Teilnehmern analysiert wurden, ergab: Wer keine gefestigten Beziehungen zu anderen Menschen unterhält, stirbt im Durchschnitt früher als Menschen, denen das problemlos gelingt. Echte Einsamkeit gilt deshalb als schädlicher für die Gesundheit als Übergewicht und als mindestens genauso schädlich wie das Rauchen von 15 Zigaretten pro Tag.

Weniger einsam sein mit ease Was kann man tun, um Einsamkeit im Alter vorzubeugen? Studien zeigen, dass verheiratet zu sein ein gewisses Maß an Schutz gegen Einsamkeit bringt; das Gleiche gilt für einen festen Arbeitsplatz und das Engagement in einem Verein. John Cacioppo hat mit *ease* ein Programm gegen Einsamkeit entwickelt, das die Erkenntnisse aus 20 wissenschaftlichen Studien zusammenfasst. «Einsame sind sich bewusst, dass ihre sozialen Bedürfnisse nicht erfüllt werden», so der Psychologe, «aber sie glauben auch, dass sie selbst nicht unter Kontrolle haben, das zu ändern.» Das sollen sie mit *ease* deshalb erneut lernen.

Das ease-Programm von John Cacioppo

- Das *«e»* steht für «extent», was dazu auffordert, sich einen sicheren Platz zu suchen, von dem aus neue Kontakte aufgebaut werden können. Das kann zum Beispiel das unbezahlte Engagement in einer Hilfsorganisation sein.
- Das *«a»* steht für «action» und soll daran erinnern, dass nur eigene Aktivität aus der Einsamkeit führt.
- Das *«s»* steht für «selective» und will ermutigen, sich bewusst auszusuchen, zu wem man einen intensiveren Kontakt haben möchte. Denn viele Einsame geben schnell auf, wenn sich neue Bekanntschaften nicht so positiv entwickeln, wie sie gehofft haben.
- Das *«e»* am Ende steht für «expect the best» und bedeutet: Fürchte dich nicht vor Zurückweisungen und verharre nicht in deinem Zustand.

7. Alte Frauen sind wetterfühlig

Nein, so formuliert ist das nicht richtig. Die Geschichte von der Großmutter, die mit Hilfe ihres arthrosekranken Kniegelenks das Wetter von morgen voraussagen kann, ist zwar übertrieben, hat aber zumindest einen wahren Kern – nur dass die Großmutter erstens auch ein Großvater sein könnte und zweitens gar nicht alt sein muss. Wetterfühligkeit ist ein altersloses medizinisches Phänomen, das wissenschaftlich nicht wirklich geklärt ist. Zugleich ist es sehr umfassend und vielschichtig. Sicher scheint, dass das Wetter einen gewissen Einfluss auf das Befinden von Menschen haben kann, aber nicht muss – ganz gleich, ob diese Menschen jung oder alt sind.

Fallender atmosphärischer Druck kann Kopfschmerzen und Migräne auslösen Bei fallendem Luftdruck und heraufziehendem Schlechtwetter beispielsweise fühlen sich viele Menschen körperlich schlechter als bei steigendem Luftdruck und nahendem Schönwetter. Bekannt ist auch, dass ein relativ plötzlich fallender atmosphärischer Druck Kopfschmerzen und Migräne auslösen kann. Auch ein warmer und trockener Fallwind, im Münchner Raum als Föhn bekannt und berüchtigt, kann ähnliche Beschwerden verursachen.

Sogenannte Sferics, elektromagnetische Wellen, die sich unter anderem bei einem Gewitter entwickeln und in Lichtgeschwindigkeit mehrere Tausend Kilometer rund um die Erdkugel zurücklegen können, sind eine von mehreren möglichen Erklärungen für das Phänomen der Wetterfühligkeit. Sferics verursachen vermutlich Veränderungen der Gehirnströme, die aber nicht ohne weiteres nachweisbar sind. Der wissenschaftlich einwandfreie Nachweis von Wetterfühligkeit durch einen Arzt ist auch deshalb bisher nicht wirklich möglich gewesen. Schutz vor den elektromagnetischen Wellen gäbe es ohnehin nur in einem Erdbunker mit Wänden aus Weicheisen.

So beeinflusst das Wetter unsere Gesundheit

Heute sind es 20 Grad in der Sonne, morgen bricht Kälte herein, und übermorgen herrschen wieder Temperaturen wie im Frühling oder Sommer. So beeinflussen die Wetterkapriolen die Gesundheit:

– *Wie wirkt sich ein milder Winter aus?* Grundsätzlich positiv. Die Menschen gehen öfter an die frische Luft, bekommen dadurch mehr Licht ab, und das hebt die Stimmung. Es steigt allerdings die Gesundheitsgefahr durch eine Zeckenplage im Frühjahr, weil sich der Zeitraum, in dem Menschen von Zecken gebissen werden können, verlängert. Gut ist wiederum, dass die Insektenlarven in den wärmeren Teichen und Tümpeln von ihren natürlichen Feinden gefressen werden. Und das bedeutet: weniger Mückenstiche im Sommer.

- *Wie reagiert das Immunsystem auf Kälteeinbrüche?* Häufige harte Wetterwechsel verlangen vom Immunsystem, sich immer wieder sehr schnell umzustellen. Dadurch kann es schon mal überfordert werden. Grippe, Schnupfen und auch Lippenherpes treten deshalb häufiger auf. Wichtig ist, sich nicht gleich dünn anzuziehen, nur weil es gerade ein paar Grad wärmer geworden ist.
- *Kann ein Wetterumschwung Kopfschmerzen verursachen?* Durchaus. Vor allem in der warmen Jahreszeit treten bei sogenannter überstrahlter Hochdrucklage (Föhn) und bei wechselhaftem Wetter bei vielen Menschen häufiger Kopfschmerzen auf. Über die Ursachen wird noch gerätselt. Vermutlich spielen die Luftdruckänderungen bei den unterschiedlichen Wetterlagen eine Rolle (siehe oben).
- *Kann das Wetter den Blutdruck beeinflussen?* Viele Menschen fühlen sich schlechter, wenn der Luftdruck fällt. Dahinter steckt oft ein Blutdruckabfall. Die medizinischen Zusammenhänge für dieses Phänomen sind noch unbekannt. Möglicherweise verbirgt sich hinter dieser Form von Wetterfühligkeit das Zusammenwirken von Temperatur, Licht, Strahlung und Wind. Eine weitere Erklärung könnten die oben genannten Sferics sein.
- *Warum «spüren» manche Menschen den Wetterumschwung im Knie?* Vermutlich reagieren Schmerzfühler, die in den Kapseln der Kniegelenke sitzen, auf äußere Luftdruckänderungen. Hilfreich bei solchen Gelenkschmerzen sind warme Kleidung und Rotlicht. Gegen Sport, auch im Freien, ist nichts einzuwenden, sofern die Gelenke dabei nicht zu sehr beansprucht werden oder eine starke Arthrose besteht.

Was ist eigentlich das Biowetter? Biowetter beschreibt die möglichen Auswirkungen von Wetterlagen auf den Körper. Meteorologen und Mediziner arbeiten dabei eng zusammen. Das Biowetter sollte man zwar nicht überbewerten. Doch viele Menschen haben verlernt, sich dem Wetter entsprechend zu verhalten. Biowetter-Vorhersagen können dabei helfen, sich dennoch richtig zu verhalten und dadurch nicht krank zu werden.

8. Bald werden alle Menschen über 100 Jahre alt

Nein, daraus wird leider nichts, auch wenn das auf den ersten Blick zumindest in Europa so aussehen mag. Denn auf keinem anderen Kontinent steigt die Lebenserwartung der Menschen so stark wie in Europa. Bei uns in Deutschland und in vielen anderen europäischen Ländern werden immer mehr Menschen tatsächlich 100 Jahre alt. Dennoch ist die absolute Zahl der Hundertjährigen immer noch relativ niedrig. Laut Statistischem Bundesamt leben in Deutschland derzeit rund 13 500 Menschen, die 100 Jahre oder älter sind.

Das Lebensalter wird durch mehr als nur ein einziges Gen bestimmt Nach ihrem genetischen Bauplan können Menschen vermutlich maximal 117 Jahre alt werden. Danach ist Schluss mit den Geburtstagen, denn dann sind die rund 25 000 Gene der menschlichen Erbsubstanz ausgebrannt. Als eine Folge davon teilen sich die Zellen des Körpers nicht mehr so häufig und regelmäßig wie es nötig wäre, um noch älter zu werden. Die automatische Erholung von Blutgefäßen, Organen und Körpergeweben erlischt weitgehend. Zudem bestimmt nicht nur ein Gen im riesigen menschlichen Bauplan das Lebensalter, sondern sehr viele Gene. Auch die Gentechnik ist in dieser Angelegenheit noch chancenlos. Viel zu kompliziert ist das Zusammenspiel der Lebensalter-Gene.

Warum Frauen grundsätzlich länger leben als Männer

Frauen in den wohlhabenden Industrieländern Europas leben etwa sechs Jahre länger als Männer. Während neugeborene Mädchen heute im Durchschnitt rund 83 Jahre alt werden, kommen neugeborene Jungen auf 77 Jahre. Es gibt viele Gründe für diesen klaren Unterschied – hier eine kleine Auswahl:

Lebenswichtige Vorgänge im Organismus werden überwiegend vom X-Chromosom gesteuert, davon haben Frauen bekanntlich zwei. Mit ihren XY-Chromosomen sind Männer diesbezüglich ohnehin im Nachteil. Das Y-Chromosom sorgt für die Männlichkeit, steigert aber vermutlich auch die Lust auf Laster wie Rauchen und den Genuss von übermäßig viel Alkohol. Die Folge ist das verstärkte Auftreten lebenszeitverkürzender Leiden wie Lungenkrebs, Leberzirrhose und Herzinfarkt.

Frauen sind vor einem Herzinfarkt grundsätzlich besser geschützt als Männer Das Geschlechtshormon Östrogen verringert bei Frauen die Gefahr eines Herzinfarkts – unter anderem, weil es das Verhältnis vom guten HDL- zum bösen, gefäßverengenden LDL-Cholesterin verbessert. Herzinfarkte treffen Frauen statistisch gesehen deshalb über zehn Jahre später als Männer, also dann, wenn der Körper nach den Wechseljahren die Östrogenproduktion herunterfährt. Dazu kommt, dass sich bei Frauen zusätzliche Pfunde eher an den Oberschenkeln und am Po verteilen. Als sogenannter Birnentyp erkranken sie dadurch seltener an Diabetes mellitus als der männliche Apfeltyp. Letzterer speichert überflüssiges Fett besonders am Bauch, was die Gefahr für männliche Herzleiden noch weiter erhöht. Und nicht zuletzt verfügt das weibliche Immunsystem tendenziell über mehr Abwehrzellen. Deshalb erkranken Frauen seltener an lebensbedrohlichen Infektionen als Männer, was ebenfalls einen lebenszeitverlängernden Effekt hat.

9. Im Alter braucht der Körper besonders viele Vitamine

Nein, das stimmt nicht. Auch, wenn manche Produzenten von Vitaminprodukten es mit ihren Marketingbemühungen vor allem auf Senioren abgesehen haben: Wer sich grundsätzlich abwechslungsreich und gesund ernährt – das schließt auch im Alter ab und zu Schokolade, Kuchen und Eisbein ein –, bekommt an Vitaminen alles, was der Körper braucht. Dass gesunde Menschen zusätzliche Vitamine brauchen, dafür gibt es keine wissenschaftlichen Belege. Die Hersteller und Vertreiber von Vitaminprodukten wissen das, aber diese Erkenntnisse zu veröffentlichen hilft nicht gerade dem Verkauf der entsprechenden, zudem oft relativ teuren Produkte.

Gesunde Senioren ernähren sich ähnlich wie berufstätige Erwachsene Über zwei Drittel der Achtzig- bis Neunzigjährigen und ein gutes Drittel der über Hundertjährigen in Deutschland können sich selbst versorgen. Diese Selbständigkeit, dazu eine gute körperliche und geistige Verfassung vorausgesetzt, ist ein Vitaminmangel im Alter selten. Das bestätigt auch eine Umfrage der Universität Bonn, an der 360 gesunde, sich selbst versorgende Senioren teilnahmen. Nur wenige der durchschnittlich 75 Jahre alten Studienteilnehmer gaben an, wegen ihres Alters Probleme beim Essen zu haben. Die meisten Teilnehmer aßen täglich drei Mahlzeiten mit ausreichend großem Vitamin- und Mineralstoffgehalt. Lediglich die Aufnahme von Vitamin D und die zu den Vitaminen zählende Folsäure lag in dieser Untersuchung unter den Empfehlungen der Deutschen Gesellschaft für Ernährung. Insgesamt kommen die Autoren der Studie zu dem Ergebnis, dass sich gesunde Senioren unabhängig von ihrem Alter ähnlich wie berufstätige Erwachsene ernähren. Ob dieser Umstand eine zusätzliche Einnahme eines Vitaminpräparats rechtfertigt, müsste aber individuell betrachtet und zusammen mit einem Arzt entschieden werden.

Natürlich soll an dieser Stelle nicht verschwiegen werden, dass manche Senioren durchaus Probleme mit ihrem Vitaminhaushalt haben – und das liegt tatsächlich an ihrer Ernährung. Besonders häufig zeigt sich ein Vitaminmangel bei Heimbewohnern und Hilfebedürftigen. Ein Grund dafür ist, dass bei Gebrechlichkeit und Pflegebedürftigkeit der Appetit leidet. Ein 75-jähriger Mann beispielsweise, der sich aufgrund der Umstände nur noch wenig bewegt, benötigt deshalb rund ein Viertel weniger Energie als ein 25-Jähriger und isst entsprechend weniger. Dadurch erhält der Körper unter anderem auch weniger Vitamine, obwohl der Bedarf an Nährstoffen meist unverändert hoch ist und für Kalzium und die Vitamine D, B6, B12 und C sowie für Protein sogar höher sein kann.

Vitaminmangel im Alter ist möglich, aber nicht selbstverständlich Eine weitere Ursache für einen erhöhten Vitaminbedarf im Alter kann sein, dass viele Senioren zwar genug essen aber zu wenig Vitamine aus der Nahrung in den Körper aufgenommen werden. So wies beispielsweise ein Achtel der Ende der Achtzigerjahre im Rahmen einer Studie untersuchten Senioren auffällig niedrige Vitamin-B12-Spiegel im Blut auf, obwohl die mengenmäßige Aufnahme über den Empfehlungen lag. Der Grund war, dass Magensäure, Verdauungsenzyme und der von der Magenschleimhaut gebildete Intrinsic-Faktor, der die Aufnahme von Vitamin B12 überhaupt erst ermöglicht, weniger umfangreich gebildet wurden. Die Verwertbarkeit von Vitamin B12, das hauptsächlich in Fleisch, Fisch, Eiern oder Milch enthalten ist, sinkt dadurch. Obendrein leiden manche Senioren an einer chronischen Entzündung ihrer Magenschleimhaut.

In solchen begründeten Fällen kann nach Absprache mit dem behandelnden Arzt die Einnahme zusätzlicher Vitamine aus medizinischen Gründen tatsächlich erforderlich und sinnvoll sein. Ein Automatismus à la «Alte Leute brauchen mehr Vitamine» ist jedoch grundfalsch. Es kann im Alter zu Vitaminmangel kommen, aber das ist nicht automatisch so.

10. Organe dürfen nur bis zu einem bestimmten Alter gespendet werden

Nein, das stimmt nicht. Jeder Erwachsene kann in Deutschland für den Fall seines Todes Organe wie das Herz oder die Lungen und einzelne Gewebe wie die Hornhaut der Augen spenden. Das Alter ist dabei unwichtig, die Nationalität ebenso. Die verantwortlichen Ärzte entscheiden allerdings in jedem Fall neu, ob und welche Organe oder Gewebe eines Spenders transplantierbar sind und benötigt werden. Nicht infrage kommt eine Spende meist, wenn der Spender eine Krebserkrankung mit Metastasen oder eine andere schwere Erkrankung hat.

Die Altersgrenze ist natürlich nicht die einzige Unklarheit bei Organ- und Gewebespenden – hier kommen weitere Irrtümer und was wirklich dahintersteckt:

- **Die Familie des Spenders trägt die Kosten der Entnahme von Organen und Gewebe:** Falsch, den Familien verstorbener Spender entstehen durch die Organspende keine Kosten.
- **Potentielle Organspender werden nicht immer optimal ärztlich versorgt:** Falsch, das ist in Deutschland grundsätzlich ausgeschlossen, da die den Patienten behandelnden Ärzte nicht identisch sind mit den organtransplantierenden Ärzten.
- **Der Spender kann nach dem Hirntod wieder aufwachen:** Falsch, der Hirntod entspricht dem endgültigen Tod und ist unter keinen Umständen mehr rückgängig zu machen.
- **Die Organspende entstellt den Körper:** Falsch, Organe und Gewebe werden von Ärzten nach den Regeln chirurgischer Eingriffe entnommen. Alle Schnitte und Nähte werden wie bei einer Operation an einem lebenden Patienten durchgeführt.
- **Spenderorgane werden auf dem Schwarzmarkt gehandelt:** Falsch, in Deutschland ist der Kauf und Verkauf von Organen und Geweben durch das Transplantationsgesetz verboten.

- **Spender können nicht mehr bestimmen, was ihnen entnommen wird:** Falsch, der Spender kann zum Beispiel auf seinem Organspendeausweis ankreuzen, ob er generell Spender aller seiner infrage kommenden Organe und Gewebe sein will oder ob er nur bestimmte Organe und Gewebe spenden will.
- **Es ist unklar, was nach der Entnahme der Organe damit passiert:** Falsch, über die Deutsche Stiftung für Organtransplantation sind Angaben zur grundsätzlichen Verwendung der Organe und Gewebe erhältlich. Allerdings gibt es aus Datenschutzgründen Einschränkungen, worüber Auskunft gegeben wird.

11. Früher wurden die Menschen nicht so alt wie heute

Nein, das klingt plausibel, stimmt aber nicht ganz. Statistiken des Berlin-Instituts für Bevölkerung und Entwicklung zeigen, dass vor rund hundert Jahren die durchschnittliche Lebenserwartung in Deutschland für Frauen bei knapp 52 Jahren und für Männer bei etwas über 47 Jahren lag – also wesentlich niedriger als heute war.

Allerdings war der Grund für die relativ geringe durchschnittliche Lebenserwartung vor allem eine hohe Säuglingssterblichkeit. Von vier Säuglingen starb vor hundert Jahren einer bei der Geburt oder kurz danach. Heute sieht es völlig anders aus: In Deutschland überlebt einer von 500 Säuglingen nicht.

Es wurden also die Menschen auch früher schon sehr alt – nur waren es unter dem Strich eben nicht so viele wie heute. Dass heute und in Zukunft immer mehr Menschen immer länger leben, hängt mit dem medizinischen Fortschritt zusammen, dem nicht nur der drastische Rückgang der einst sehr hohen Säuglingssterblichkeit zu verdanken ist, sondern auch die enorm gesunkene Müttersterblichkeit. Außerdem ging die Zahl körperlich stark belastender Berufe in den letzten hundert Jahren deutlich zurück.

Gleichzeitig führen immer mehr Menschen ein gesundheitsbewussteres Leben mit besserer Hygiene und gesünderer Ernährung und mit jeder Menge Informationen über die gesundheitliche Bedeutung von Sport und Krankheitsvorbeugung. Heute beträgt die durchschnittliche Lebenserwartung in Deutschland für neugeborene Jungen deshalb knapp 78 Jahre, neugeborene Mädchen werden im Durchschnitt knapp 83 Jahre alt.

12. Alte Leute riechen schlecht

Nein, das stimmt nicht! Alte Menschen riechen anders als junge, aber sie riechen grundsätzlich nicht schlechter – was immer schlechter in diesem Fall auch heißen mag. Oft trifft sogar das genaue Gegenteil zu: Bei einer Studie am Chemical Senses Center in Philadelphia in den USA empfanden die jungen Teilnehmer den Geruch alter Menschen im Vergleich zum Geruch junger und mittelalter Menschen als am angenehmsten. Am schlechtesten schnitten bei der Studie erwartungsgemäß junge bis mittelalte Männer ab. Als Ursache dafür gelten die Abbauprodukte des Sexualhormons Testosteron. Frauen haben deutlich weniger Testosteron im Körper und riechen vermutlich schon deshalb weniger intensiv.

Unser Körpergeruch entsteht, wenn die Bakterien auf der Haut den fast nur aus Wasser bestehenden Schweiß zersetzen. Das Wasser verdunstet und lässt unter anderem Harnstoff, Harnsäure, Zucker und Ammoniak übrig, von dem sich die Bakterien sehr gut ernähren und eher übel riechende Stoffwechselprodukte hinterlassen. Kommt Wärme dazu, wie sie unter den Achseln und Fußsohlen herrscht, vermehren sich die Bakterien rasant – bis es irgendwann schließlich so unangenehm nach Schweiß riecht, dass der dazugehörige Mensch sich wäscht. Dass ein Mensch nicht wie der andere riecht, erklärt sich durch die hormonbedingt unterschiedliche Zusammensetzung des Schweißes. Alte Menschen riechen deshalb meist weniger intensiv, weil sie weniger Hormone produzieren – was die Drüsensekrete so verändert, dass sie weniger «appetitlich» für die Bakterien sind.

Krankheiten, Medikamente und Hygienemangel können den Körpergeruch verändern Für einen unangenehmen Körpergeruch kann es viele weitere Gründe geben: schlechte persönliche Hygiene, Alkohol, Nikotin, einige Lebensmittel – um nur einige Ursachen zu nennen. Auch Krankheiten können für einen speziellen Körpergeruch sorgen. So riecht der Atem von Nierenkranken mitunter nach Urin, während er bei stoffwechselentgleisten Diabetikern acetonartig oder fruchtig riechen kann. Bei sehr starkem Übergewicht kann ein Geruchsproblem in den Hautfalten entstehen, weil sich Bakterien dort besonders wohlfühlen.

Bei intensivem Körpergeruch können parfümierte Pflegeprodukte und Deodorants helfen Manche Senioren benutzen Parfüms und Seifen, die für die jüngeren Generationen ungewohnt und deshalb «alt» riechen. Wer unter 60 Jahren benutzt heute beispielsweise noch Kernseife oder kennt ihren charakteristischen Geruch? Dazu kommt, dass es in so mancher schlecht gelüfteten Seniorenwohnung nach alten Möbeln riecht, was in die Kleidung der Bewohner zieht und dort hängen bleibt. Auch der ab etwa 60 Jahren langsam schlechter werdende menschliche Geruchssinn spielt eine Rolle: Wer seinen unangenehmen Geruch selbst nicht wahrnimmt, sieht keine Veranlassung, etwas zu unternehmen.

Geruchsexperten empfehlen, bei intensivem Eigengeruch lockere Baumwollkleidung zu tragen. Die getragene Kleidung sollte täglich gewaschen und nicht zurück in einen Schrank gelegt werden, da die Bakterien im Gewebe dort sonst weiterleben. In hartnäckigen Fällen können stärker parfümierte Pflegeprodukte helfen. Deodorants hemmen die Vermehrung der Bakterien und überdecken obendrein den unangenehmen Geruch. Sogenannte Antitranspirants verringern im Vergleich zu Deodorants die Schweißbildung, dadurch auch die Bakterienansiedlungen und folglich den Geruch. Mit Deodorants und Antitranspirants sollte man aber maßvoll umgehen, da sie die Schweißdrüsen verstopfen und zu schmerzhaften Infektionen führen können.

13. Im Alter braucht man weniger Schlaf

Nein, das stimmt nicht. Dass man im Rentenalter mit weniger Schlaf auskommt als zuvor, ist ein Mythos. Nur weil es Senioren oft schwerfällt, länger zu schlafen, heißt dies nicht, dass sie weniger Schlaf brauchen. Forscher der Universität von Pennsylvania fanden in einer Befragung von 155 000 Personen heraus, dass gesunde Senioren von allen befragten Gruppen am seltensten Schlafstörungen hatten. Daraus folgerten sie, dass manche Erkrankungen die Schlafqualität verringern können, das Alter allerdings hat grundsätzlich keinen Einfluss darauf. Tatsächlich kann im Alter der Schlafbedarf so hoch sein wie in jungen Jahren, die Gesamtschlafzeit liegt bei beiden Altersgruppen zwischen fünf und zehn Stunden pro Nacht.

Im Alter kann der Schlafbedarf so hoch sein wie in jungen Jahren Allerdings bringt das Alter gewisse Veränderungen mit sich, die den Schlaf störanfälliger machen. Nach einer 1990 in den USA durchgeführten Studie leiden über 50 Prozent der Menschen ab 65 Jahren ab und zu oder auch regelmäßig an Schlafstörungen. Während sich der Anteil des Traumschlafs nicht verändert, ist die Tiefschlafphase im Alter erheblich kürzer. Dafür verlängert sich automatisch die Phase mit leichtem Schlaf, so dass es nachts häufiger zu Weckreaktionen kommt. Studien zeigen, dass über Sechzigjährige deshalb bis zu 150-mal pro Nacht aufwachen. Zwar können Sie sich daran morgens nicht mehr erinnern, fühlen sich aber unausgeschlafen. Junge Menschen dagegen haben im Durchschnitt nur fünf Weckreaktionen pro Nacht.

Langanhaltende Schlafstörungen sollten in jedem Alter fachärztlich untersucht und behandelt werden Ständige Schlafstörungen sind aber auch im Alter nicht normal. Da körperliche und seelische Erkrankungen oft in Kombination mit Schlafstörungen auftreten, lässt sich schwer unterscheiden, was die Ursache und was die Wirkung der Schlafstörungen ist. Zu den Erkrankungen, die den Schlaf beeinflussen können, gehören Lungenerkrankungen wie Asthma und COPD (Chronisch obstruktive Lungenerkrankung), Herzerkrankungen und Gelenkentzündungen. Wer davon betroffen ist, wacht nachts häufiger auf, weil Schmerzen, Fieber, Juckreiz oder Husten den Schlaf unterbrechen. Langanhaltende Schlafstörungen sollten deshalb immer fachärztlich untersucht und behandelt werden – in jedem Alter.

Auch manche Medikamente können den Schlaf stören. In einem solchen Fall hilft ein Gespräch mit dem Hausarzt, da sich oft schon durch eine zeitliche Anpassung der Medikamenteneinnahme beziehungsweise eine Dosisanpassung die Schlafqualität verbessern lässt. Manche schlaflosen Senioren beruhigt es, im Notfall ein Schlafmittel nehmen zu können – auch wenn sie es dann nur selten tun.

Gegen Einschlafstörungen helfen oft einfache Mittel Ein weiteres Problem vieler älterer Menschen ist frühzeitiges Erwachen, das unterschiedliche Gründe haben kann – vor allem aber auf Alkohol vor dem Schlafengehen und auf Depressionen zurückgeht. Während sich gegen Alkohol vor dem Schlafengehen leicht selbst etwas unternehmen lässt, ist bei Depressionen eine fachärztliche Betreuung erforderlich. Es darf damit gerechnet werden, wieder besser zu schlafen, sobald die Depression überwunden ist.

Zu Schlafstörungen kommt es mitunter auch im Zusammenhang mit Klinikaufenthalten, Operationen und Reisen. Sie können bei großen Sorgen ausbrechen oder unter Dauerstress unterschwellig fortwirken. Die Betroffenen nehmen die Sorgen mit ins Bett und beginnen mit dem Grübeln, sobald sie für sich sind und eigentlich schlafen wollen. In solchen Situationen hilft es oft schon, sich zu einer festgelegten Tageszeit bewusst mit den Sorgen und den möglichen Lösungen auseinanderzusetzen.

Am leichtesten zu bekämpfen sind Einschlafstörungen. Meist genügt es schon, ab dem frühen Abend weder Kaffee zu trinken noch Sport zu treiben und nur noch etwas Leichtes zu essen. Zudem sollte der Schlaf auf die Nacht beschränkt werden. Wer kurze Nickerchen am Tag macht, sollte dies immer zur gleichen Zeit und nicht zu lange tun.

- *Wann ist bei Schlafproblemen ärztliche Hilfe erforderlich?* Dauern Schlafstörungen über einen Monat an und nimmt die allgemeine Leistungsfähigkeit infolge von großer Tagesmüdigkeit deutlich ab, sollte man zunächst den Hausarzt aufzusuchen. Gegebenenfalls schaltet er einen Schlafmediziner ein, der anhand körperlicher Untersuchungen und verschiedener Labortests die Schlafstörungen genauer analysieren kann. Oft fragt der Arzt den Lebenspartner und die Angehörigen nach dem Schlafverhalten des Patienten, um seinen Eindruck zu komplettieren.
- *Wann sind Schlafmittel sinnvoll?* Im Idealfall sollen Schlafmittel das Einschlafen fördern, nächtliches Aufwachen verhindern und nicht über die Aufstehzeit hinaus wirken. Moderne Schlafmittel können eine Langzeitwirkung oder eine Kurzzeitwirkung haben. Schlafmittel mit kurzer Wirkdauer fördern das Einschlafen, Schlafmittel mit langer Wirkdauer den durchgängigen Schlaf, wobei Letztere mitunter für Schläfrigkeit am folgenden Tag sorgen und dadurch zu einem erhöhten Unfallrisiko führen können. Besonders wichtig ist: Nur Ärzte können das korrekte Medikament und die passende Dosierung für ein Schlafmittel festlegen. Dabei berücksichtigen sie, dass Medikamente mit zunehmendem Alter generell langsamer vom Körper verarbeitet werden und dadurch länger wirken.

Besser schlafen im Alter – so könnte es klappen Rund die Hälfte der über 65-Jährigen in Deutschland leidet unter chronischen Schlafstörungen. Oft können aber schon einfache Verhaltensmaßnahmen helfen, diese zu überwinden. Eine Untersuchung in Chicago hat den Zusammenhang von Aktivität am Tag und Schlafqualität gezeigt. Dafür nahmen zwölf Frauen und Männer mit Schlafstörungen zwischen 67 und 86 Jahren zwei Wochen lang täglich an einem 90 Minuten dauernden Programm aus 30 Minuten Gymnastik und Gehen, 30 Minuten Kartenspielen oder ähnlichem und 30 Minuten Walken und Tanzen teil. Parallel führten sie ein Schlaftagebuch. Nach dem Ende des Programms berichteten die Teilnehmer durchweg, besser schlafen zu können. Außerdem war ihre Leistungsfähigkeit um sechs Prozent besser.

Besonders hilfreich für einen guten Schlaf ist aber nicht allein eine gewisse körperliche und geistige Aktivität am Tag, sondern ein regelmäßiger Tagesablauf. Aufstehen und Zubettgehen, Duschen, Anziehen, Arbeiten, Essen, Lesen, Fernsehen, Einkaufen, Begegnungen mit Freunden und Sport sollten in einem gewissen Takt ablaufen, damit auch die innere Uhr stets im gleichen Takt läuft. Außerdem spielt die Schlafwirksamkeit eine wichtige Rolle: Wie viele Stunden verbringt man im Bett, um zu schlafen? Und wie viele Stunden davon schläft man wirklich? Viele Senioren verbringen bis zu zwölf Stunden am Stück im Bett, schlafen davon aber nur ganze fünf Stunden.

Der Schlafforscher Daniel Buysse von der Universität von Pittsburgh hat deshalb vier einfache Regeln bei Schlafproblemen aufgestellt und in einer Studie auf ihre Wirksamkeit überprüft. 80 Patienten mit chronischen Schlafstörungen wurden dafür in zwei Sitzungen ausführlich mit den Regeln vertraut gemacht und in zwei Telefonaten erneut instruiert. Zwei Drittel der Teilnehmer berichteten nach einem Monat strikter Regelbefolgung über eine eindeutige Verbesserung ihrer Schlafqualität. Sie blieben weniger lang im Bett, ihre absolute Schlafdauer aber erhöhte sich. 55 Prozent der Teilnehmer berichtete, dass sie keine Schlafstörungen mehr hätten.

Die vier Regeln für einen besseren Schlaf

- Verringern Sie Ihre Verweildauer im Bett!
- Stehen Sie jeden Tag zur gleichen Uhrzeit auf!
- Gehen Sie nicht zu Bett, bevor Sie müde sind!
- Bleiben Sie nicht im Bett, wenn Sie dort nicht schlafen!

Fördert Rotwein den Schlaf? Auf den ersten Blick scheint das zu stimmen: Wer einen Abend mit Rotwein ausklingen lässt, schläft danach meist schneller ein. Der Alkohol im Rotwein wirkt wie ein leichtes Betäubungsmittel. Er drosselt den Stoffwechsel der Nervenzellen im Gehirn und macht dadurch müde. Sobald die Konzentration des Alkohols im Körper aber wieder sinkt, kommt es zu Weckimpulsen. Das dadurch bedingte häufige Aufwachen in der Nacht unterbricht die Tiefschlafphasen – jene Phasen des Schlafs, die die Erholung ausmachen. Selbst bei acht Stunden Schlaf fehlt deshalb am nächsten Morgen das Gefühl, ausgeschlafen und fit zu sein. Hinzu kommt, dass Alkohol die Muskeln entspannt, darunter auch die Muskeln von Rachen und Gaumen. Damit fördert Rotwein zwar nicht den gesunden Schlaf, dafür aber das krankhafte Schnarchen.

Ein natürliches Schlafmittel ist Milch Besser für den Schlaf ist Milch. Das mag nicht so stilvoll sein wie ein Glas Rotwein, das in der Milch reichlich enthaltene Hormon Tryptophan kann allerdings tatsächlich den Schlaf fördern. Tryptophan ist ein Wirkstoff, den man auch in Schokolade, Obst und manchen Getreideprodukten findet. Der Körper stellt daraus im Gehirn das «Glückshormon» Serotonin her, das auch auf den Schlaf eine positive Wirkung hat. Wenn Sie vor dem Schlafengehen ein Glas Milch trinken, beschäftigen Sie außerdem für kurze Zeit Ihre Verdauung und bewirken so eine stärkere Durchblutung von Magen und Darm. Auch dadurch entsteht eine gewisse Schläfrigkeit. Nach rund einer Stunde hat die Milch den Magen zwar hinter sich gelassen, aber der Schlaf bleibt.

14. Alte Leute gehen ständig zum Arzt

Nein, das stimmt nicht. Der Eindruck mag entstehen, wenn man in einer Arztpraxis zwischen lauter alten Herrschaften sitzt. Doch richtig ist: Nur etwa jedes fünfte Mitglied einer Krankenkasse über 65 Jahren hat einer Studie des Universitätsklinikums Hamburg-Eppendorf aus dem Jahr 2004 zufolge jährlich über 50 Kontakte zu Ärzten – das entspricht etwa 3,5 Millionen Menschen. Darunter sind rund 2,5 Millionen sehr alte, sehr kranke und viele pflegebedürftige Arztbesucher. Sie haben im Jahr durchschnittlich jeweils 71 Kontakte zu Arztpraxen, also über 1,5 Kontakte pro Woche. Zu den Erkrankungen, die diese Personengruppen veranlassen, besonders oft zum Arzt zu gehen, gehören Harninkontinenz, Blutarmut, Nervenkrankheiten, Nierenprobleme und Krebserkrankungen. Auch Demenz, Morbus Parkinson (Schüttellähmung) und rheumatische Erkrankungen spielen eine Rolle.

Es ist sehr fraglich, ob mit der Anzahl der Kontakte zu Ärzten die Qualität der medizinischen Versorgung steigt. Bei allen Arztkontakten entstehen Untersuchungsergebnisse, Diagnosen, Empfehlungen, Überweisungen und Rezepte, die alle von den Patienten verstanden und im Alltag umgesetzt werden müssen. Das sei nicht nur praktisch unmöglich, sondern auch mit der Gefahr von unerwünschten Nebeneffekten verbunden, so die Argumente des Forscherteams, das die Studie durchgeführt hat.

Schwere Erkrankungen haben mitunter harmlose Vorboten. Hier sind einige der Signale des Körpers, auf die Sie besonders achten sollten. So können Sie im besten Fall Erkrankungen rechtzeitig erkennen und gezielt handeln – zum Beispiel, indem Sie einen Arzt aufsuchen.

– *Erhöhter Pulsschlag* Wenn Sie für mehr als ein paar Stunden oder Tage einen Puls von mehr als 100 Schlägen pro Minute haben, hat das mit Stress meist nichts mehr zu tun. Möglicherweise steckt eine Erkrankung der Schilddrüse oder des Herzens dahinter, oder ein Medikament meldet sich mit Nebenwirkungen. Um die Ursache des schnellen Herzschlags herauszufinden, sind unter anderem Laboruntersuchungen und ein Langzeit-EKG erforderlich. Das alles sollten Sie nicht auf die lange Bank schieben, denn statistisch gesehen steigert ein ständig erhöhter Puls die Sterblichkeit bei Herzerkrankungen. Am besten, Sie gehen zu Ihrem Hausarzt oder zu einem Internisten.
– *Ringe in den Augen* Arcus Lipoides heißt ein blassgrauer Ring, der sich um die Iris der Augen legen kann, wenn die Cholesterinwerte über längere Zeit stark erhöht sind. Wenn Sie in Ihren Augen einen solchen Ring entdecken, sollten Sie Ihre Ernährungsgewohnheiten überdenken und außerdem mit Ihrem Arzt sprechen – ein Herzinfarkt könnte sonst nicht mehr fern sein. Einen ersten orientierenden Test Ihres Cholesterinwertes können Sie in einer Apotheke machen lassen.
– *Andauernde Heiserkeit* Normal ist eine andauernde Heiserkeit, wenn Sie erkältet sind oder ungewohnt viel und lange geredet haben. Hält die Heiserkeit mehr als eine Woche an, sollte ein Hals-Nasen-Ohren-Arzt sich die Sache anschauen. Es könnte ein Tumor im Brustbereich oder im Kehlkopf selbst die Ursache der Heiserkeit sein.
– *Geschwollene Halslymphknoten* Hinter vergrößerten Lymphknoten in der Halsregion steckt oft ein kranker Zahn oder auch eine Rachenentzündung – nur selten handelt es sich um

das Frühzeichen einer Leukämie (Blutkrebs) oder eines anderen Tumors. Bösartige Halslymphknoten sind häufig mehr als pflaumenkerngroß, hart und lassen sich nicht mit den Fingern unter der Haut verschieben. Zu Ihrer Sicherheit sollten Sie in so einem Fall umgehend zum Arzt gehen.

- *Ohrgeräusche (Tinnitus)* Wenn Sie in Ihrem Ohr ständig ein Pfeifen, Rauschen, Klopfen oder Stampfen hören, müssen weder Stress noch seelische Probleme die Ursache sein. Mitunter ist die Halswirbelsäule der Grund. Doch unabhängig von der möglichen Ursache gilt: Jedes Ohrgeräusch, das länger als nur ein paar Stunden anhält, sollte Sie zu einem Hals-Nasen-Ohren-Arzt führen. Je früher die Ursache des Phantomgeräuschs in Ihrem Ohr gefunden und etwas dagegen unternommen wird, desto größer ist die Chance, dass es wieder verschwindet.
- *Auswurf bei Husten* Weißer, durchsichtiger Hustenschleim bedeutet oft: Sofern Sie sonst gesund sind, sind hier vermutlich Erkältungsviren am Werk, ein Hustenlöser aus der Apotheke reicht als Therapie oft aus. Wenn Sie gelben oder grünen Auswurf haben, spricht das eher für eine Virus- oder Bakterieninfektion, aus der unter ungünstigen Umständen eine Lungenentzündung werden könnte. Haben Sie zusätzlich Fieber, ist definitiv der Zeitpunkt für einen Arztbesuch gekommen.
- *Lichtblitze in den Augen* Gelegentliche eher schwache Blitze oder Flimmern vor den Augen treten relativ häufig auf. Auch gelegentliche *Mouches volantes* – kleine dunkle Schatten, die plötzlich durchs Auge zu schwimmen scheinen – sind normal. Häufige Lichtblitze oder ein ständiges Flimmern können allerdings Warnzeichen für den Beginn einer Netzhautablösung sein. Damit müssen Sie ohne Zögern zum Augenarzt gehen.
- *Wadenkrämpfe* Wenn Ihr letzter Sport schon einige Wochen zurückliegt, könnte Magnesiummangel die Ursache Ihrer häufigen Wadenkrämpfe sein. Magnesium zum Einnehmen gibt es rezeptfrei in der Apotheke – allerdings empfiehlt sich, mit dem Arzt abzuklären, ob die Einnahme von Magnesium wirklich

erforderlich ist. Kommen Sie gerade vom Sport, zum Beispiel vom Joggen, könnte eine verkürzte Wadenmuskulatur hinter Ihren Wadenkrämpfen stecken. Und das dürfen Sie als ein Warnzeichen verstehen: Machen Sie ab jetzt lockere Dehnungsübungen vor dem Sport – sonst könnte ein Muskelriss in der Wade folgen.

- *Schwarzer Hautkrebs* Haben Sie einen Leberfleck, der plötzlich wächst, kleine Satellitenflecken drum herum bildet, sich blauschwarz verfärbt, blutet oder stark zu jucken anfängt? Dann sollten Sie zügig einen Hautarzt aufsuchen. Zwar verbirgt sich meist kein Melanom (bösartiger Hautkrebs) hinter einem sich verändernden Leberfleck, aber es besteht die Möglichkeit dazu.
- *Geschwollene Augenlider* Heuschnupfen ist eine der harmlosen und auch häufigen Gründe. Geschwollene Augenlider können aber auch eine beginnende Nierenerkrankung anzeigen. Weitere Körpersignale, die diesen Verdacht bestätigen könnten, sind eine grau-blasse, kalte Haut und ein starker Leistungsabfall. Gehen Sie im Zweifelsfall zum Arzt, denn erst ein Bluttest bringt Klarheit. Einen kurzen orientierenden Nierentest (Urintest) können Sie in der Apotheke kaufen.
- *Eingerissene Mundwinkel* Bei Erwachsenen sind sie meist der Hinweis auf einen Mangel an Zink, Vitamin B2 oder Vitamin C. Als Grund findet sich oft eine allzu einseitige Ernährung, selten eine Darmerkrankung. Ein Bluttest bringt hier Klarheit. Ist das der Fall, dann müssen Sie die Zink- und Vitaminspeicher Ihres Körpers wieder auffüllen – zum Beispiel durch eine Ernährung, die reich an Obst und Gemüse ist, oder durch entsprechende Präparate aus der Apotheke. Aber nur, wenn der Arzt das ausdrücklich empfiehlt.

15. Älterwerden heißt sich älter fühlen

Nein, das stimmt nicht. Jeder Mensch hat grundsätzlich ein zeitliches und ein biologisches Alter. Das zeitliche Alter ist durch das Geburtsdatum festgelegt. Das biologische Alter ist es nicht, denn es spiegelt wider, wie gut der Körper funktioniert. Das biologische Alter wird unter anderem von Blutdruck, Gewicht, Knochendichte und dem Cholesterinspiegel im Blut bestimmt.

Das biologische Alter muss also schon aus körperlichen Gründen nicht mit dem zeitlichen Alter übereinstimmen. Dazu kommen all die Hoffnungen, Erwartungen, Überzeugungen, Pläne und Aufgaben, die man im Laufe seines Lebens und besonders in der letzten Lebenshälfte hat – und die das biologische Alter günstig beeinflussen können. Ein Fünfzigjähriger, der sich gut um sein körperliches und seelisches Wohl kümmert, kann biologisch deshalb auf dem Stand eines deutlich jüngeren Zeitgenossen sein. Umgekehrt kann jemand, der sich mit 50 Jahren körperlich, geistig und psychisch gehen lässt, biologisch weitaus älter sein, als er es laut Geburtsurkunde wirklich ist.

Die über Dreißigjährigen streichen im Durchschnitt 8,4 Jahre aus ihrem Gedächtnis Das Konzept vom zeitlichen und biologischen Alter passt im weitesten Sinne zu den Ergebnissen einer Studie des Nürnberger Marktforschungsunternehmen Konzept & Analyse mit fast 1500 Teilnehmern. Demnach haben nur etwa ein Fünftel der Menschen in Deutschland das Alter, das ihrer Meinung nach zu ihnen passt – diese Menschen sind der Studie nach um die 20. Fast zwei Drittel der Studienteilnehmer fühlen sich allerdings jünger, als sie es nach ihrer Geburtsurkunde sind. Bei den über Dreißigjährigen steigt dieser Anteil sogar auf 80 Prozent. Im Durchschnitt streichen die über Dreißigjährigen 8,4 Jahre aus ihrem Gedächtnis.

16. Am meisten fürchten alte Menschen den Tod

Nein, das stimmt grundsätzlich nicht. Umfragen zeigen, dass die größte Furcht der Menschen in Deutschland ist, ein Pflegefall zu werden. Vor allem die Gefahr, mit den zunehmenden Lebensjahren die geistigen Fähigkeiten zu verlieren, macht zwei Drittel der Befragten Angst.

Aus einer Studie zur Generation 50 plus, für die das Meinungsforschungsinstitut Insa 2013 und 2014 ungefähr 3000 Erwachsene in Deutschland befragte, geht hervor, dass ältere Menschen sogar seltener Angst vor dem Tod haben als jüngere. Wobei zwei Drittel der Befragten älter als 50 Jahre waren. Nur etwas mehr als ein Viertel der 18- bis 29-Jährigen gibt an, keine Angst vor dem Sterben zu haben, bei den über Achtzigjährigen sind es über zwei Drittel.

Insgesamt hat aber jeder Zweite in Deutschland Angst vor dem Tod. Bei den über Fünfzigjährigen sind es etwas weniger als die Hälfte, bei den unter Fünfzigjährigen dagegen fast zwei Drittel.

17. Wir altern, wie wir essen

Nein, das ist völliger Quatsch! Gemeint ist mit diesem Spruch, dass schnelles, tendenziell ungesundes Essen einen auch schneller altern lässt. Natürlich ist zu viel Fastfood auf Dauer ungesund und im Extremfall sogar lebensverkürzend – aber eine feste Regel für das Altern lässt sich sicher nicht daraus erstellen. Auch bleibt ein Geheimnis, welche Nahrungsmittel und welche Ernährungsweise uns Menschen sicher länger leben lassen. Eine Handvoll Lebensmittel, die hundertprozentig verlässlich lebensverlängernd wirken, wenn man sie nur regelmäßig isst, gibt es nicht. Studien, die zeigen, dass beispielsweise Vegetarier länger leben, vernachlässigen oft, dass Vegetarier auch vieles andere im Leben gesünder und bewusster machen: Sie treiben mehr Sport, rauchen weniger und fahren weniger häufig schnelle Autos.

18. Mit jedem Lebensjahr baut der Körper weiter ab

Nein, das stimmt nicht. Unsere Zellen und damit unsere Organe erneuern sich laufend und nicht nur einmal im Jahr. Im Zeitraum eines Jahres werden deshalb bis zu 98 Prozent unserer Atome ersetzt und gegen neue ausgetauscht. Für fast jedes Organ gibt es sogenannte Stammzellen, die immer wieder neue Haut-, Blut- oder Schleimhautzellen produzieren. Im Durchschnitt sind die Zellen eines Fünfzigjährigen also rund zehn Jahre alt. Allerdings gibt es große Schwankungen, denn manche Zellen regenerieren sich ständig, während andere lebenslänglich bleiben wie sie sind. Eine Folge ist, dass unser Körper mit den Jahren immer träger und tatsächlich älter wird. Unsere höchste geistige und körperliche Leistungsfähigkeit erreichen wir mit etwa 22 Jahren – danach bauen wir diesbezüglich immer weiter ab.

Unsere höchste Leistungsfähigkeit erreichen wir mit etwa 22 Jahren So nehmen beispielsweise zwei Drittel der Geschmacksknospen auf der Zungenoberfläche und das Luftvolumen der Lunge mit den Jahren langsam aber kontinuierlich ab. Unsere Muskeln bilden sich zurück, stattdessen steigt der Fettanteil, die Knochen verlieren an Substanz und die Gelenkflächen nutzen sich ab. Auch die Linsen in unseren Augen verhärten sich – das kann der Grund für eine Lesebrille im Alter sein – und Falten und Altersflecken bilden sich auf und in der Haut. Auch das Herz pumpt mit den Jahren immer weniger Blut durch den Körper, während unsere Nieren länger brauchen, um das Blut so sorgfältig zu filtern wie früher. Und nicht zuletzt: Frauen und auch Männer brauchen mit den Jahren mehr Zeit, um sexuell erregt zu werden.

Bei einigen Zelltypen wie den Nerven- und Herzmuskelzellen ist allerdings unklar, ob sie sich überhaupt regenerieren. Zwar gibt es Stammzellen, die im Labor defekte Zellen jedes Zelltyps ersetzen können. In der Praxis, also in einem wahrhaftigen Menschenkörper, funktioniert die Regeneration aber nicht – deshalb wird ein Querschnittsgelähmter nach dem aktuellen Stand der Medizin nicht mehr aus eigener Kraft laufen können. Auch nach einem Herzinfarkt ist das untergegangene Muskelgewebe für immer geschädigt. Wissenschaftler hoffen, die Regeneration der Zellen in diesen Fällen bald künstlich anschieben zu können.

Was Ihr Körper in welchem Alter noch können sollte

Sie sind zwischen 46 und 65 Jahre alt: Sie haben die besten Jahre hinter sich? Von wegen! Ein gesundes Herz ermüdet selbst bei großer Belastung nicht. Mit dem richtigen Trainingsplan können Sie deshalb auch mit 65 Jahren und mehr Marathon laufen. Aber ob Sie nun 65 Jahre alt sind und sich wie 50 fühlen, oder umgekehrt: Gehen Sie es langsam an, und wenn Sie nach langer Pause Sport treiben wollen, dann fragen Sie erst Ihren Arzt, weil zwischen 45 und 55 Jahren die Herzkranzgefäßerkrankungen zunehmen. Unerkannte Verengungen der Herzkranzgefäße sind die häufigste Ursache für einen plötzlichen Herztod bei Männern über 35 Jahren. Ohne ärztliches Okay nach vielen Jahren wieder Sport zu treiben, kann Sie deshalb ins Unglück stürzen.

Ein Herz-Kreislauf-Check pro Jahr ist auch für Nichtsportler empfehlenswert. Um auf die Schnelle eine orientierende Idee zu bekommen, wie «alt» Ihr Herz wirklich ist, hilft ein simpler Test: Messen Sie Ihren Puls, wenn Sie zehn Minuten in Ruhe und ohne Aufregung gesessen haben. Das Ergebnis können Sie in dieser Tabelle ablesen:

Pulsschläge pro Minute	So alt ist Ihr Herz
60	20
65	30
70	40
75	50
80	60
85 und mehr	70

Und wenn Sie nach dem Test das Bedürfnis haben, etwas für Ihre Herzgesundheit zu tun: Machen Sie Crosstraining, denn bei dieser Sportart können Sie alles tun, was Ihr Herz begehrt: joggen, walken, Tennis spielen, Gymnastik und so weiter. Heute Radfahren, morgen Schwimmen, übermorgen Volleyball, am Wochenende Yoga – stellen Sie ihr Programm nach Ihren Vorlieben zusammen. Beim Crosstraining trainieren Sie täglich andere Muskel- und Sehnengruppen und verringern so Ihr Verletzungsrisiko.

Wenn Ihr Herz leistungsfähig ist, soll der Rest dem natürlich nicht nachstehen. Mal ehrlich: Werden Ihre Arme beim Lesen dieses Textes immer länger? Dann kann eine «natürliche» Weitsichtigkeit die Ursache sein, die langsam zunimmt und mit 60 Jahren ihren Höhepunkt erreicht. Mit einer Brille lässt sich diese Altersfehlsichtigkeit zwar leicht korrigieren, doch Sie sollten achtsam sein: Vier Prozent der über Vierzigjährigen entwickeln einen Grünen Star, jeder Zehnte erblindet deswegen. Beim Grünen Star ist der Druck im Auge stark erhöht, was das Sehfeld verengen und die Netzhaut ernsthaft schädigen kann. Gehen Sie ab jetzt einmal im Jahr zum Augenarzt – und lassen Sie bei dieser Gelegenheit auch nach dem Grauen Star schauen. Der entsteht durch eine Trübung der Linsen und macht durch Blendempfindlichkeit, Probleme mit dem Kontrastsehen in der Dämmerung und Farbverfälschungen auf sich aufmerksam.

Besonders anfällig sind auch Ihre Bandscheiben. Hinweise darauf, dass die elastischen Puffer in Ihrer Wirbelsäule langsam mürbe werden und im engen Wirbelkanal gegen die dort austretenden Nerven des Rückenmarks drücken, können Rückenschmerzen, Kribbeln und Taubheitsgefühle in den Beinen sein. Mit diesen Strategien für gesunde Bandscheiben können Sie solchen Ärger aber möglicherweise von vornherein umgehen:

– Tragen Sie Schuhe mit möglichst weichen Sohlen.
– Joggen Sie keine langen Strecken auf steinharten Untergründen.
– Machen Sie wenig Sport mit abrupten Stop-and-Go-Bewegungen wie Tennis oder Squash.
– Gehen Sie beim Aufheben schwerer Gegenstände zunächst in die Knie. Heben Sie diese dann mit geradem Rücken hoch.
– Schlafen Sie auf einer möglichst festen Matratze mit nur einem Kissen.

Sie sind über 66 Jahre alt: Es gibt keinen Grund, mit 66 oder gar 86 Jahren nicht mehr leistungsfähig zu sein. Natürlich nimmt der Verschleiß zu, doch ein aktives Leben ist ohne weiteres möglich, weil nur zählt, wie alt Sie sich fühlen. Kleine orientierende Hinweise auf Ihr «wahres» Alter bekommen Sie durch simple Tests. Stellen Sie sich zum Beispiel mit geschlossenen Augen auf ein Bein und nehmen Sie die Zeit, bis Sie das andere Bein wieder aufsetzen müssen. Für das «wahre» Alter gelten diese orientierenden Werte:

– mehr als 51 Sekunden: 20 Jahre
– 41–50 Sekunden: 30 Jahre
– 31–40 Sekunden: 40 Jahre
– 25–30 Sekunden: 50 Jahre
– weniger als 25 Sekunden: über 60 Jahre

Oder zünden Sie eine Kerze an und blasen Sie sie wieder aus. Aus der Entfernung, aus der Ihnen das gelingt, können Sie auf das ungefähre «biologische Alter» Ihrer Atmungsorgane schließen:

- 1,5 Meter: 20 Jahre
- 1,25 Meter: 30 Jahre
- 1 Meter: 40 Jahre
- 0,75 Meter: 50 Jahre
- unter 0,75 Meter: über 60 Jahre

Behalten Sie auch Ihren Blutzucker im Auge. Normalerweise pendelt Ihr Körper den Blutzucker zwischen 60 und 120 mg/dl automatisch ein. Nicht so bei Diabetikern! Dort kommen Blutzuckerwerte von weit über 120 mg/dl vor, das Risiko von Herzinfarkt und Schlaganfall steigt dann erheblich. Weil aber selbst höchste Blutzuckerwerte nicht wehtun, ahnen viele Betroffene nichts von ihrer Erkrankung und werden folglich nicht behandelt. Ein einfacher und schneller Test bei Ihrem Hausarzt oder in Ihrer Apotheke genügt für die erste Orientierung.

Oft ist Übergewicht durch falsche Ernährung die Ursache von Diabetes. Übergewicht ist aber auch einer der Risikofaktoren für Herz-Kreislauf-Erkrankungen. Überhaupt sollten Sie jetzt noch bewusster auf Ihr Herz achten. Der beste Weg, Ihr Herz zu schützen, sind regelmäßige Bewegung, ein gesunder Lebensstil und jährliche Herz-Kreislauf-Checks. Außerdem sollten Sie die Frühwarnzeichen für einen drohenden Herzinfarkt kennen:

- Erschöpfungszustände ohne plausible Erklärung
- Depressionen
- allgemeine Unlust
- ungeklärte Schlafstörungen

Um einzuschätzen, wieviel Sie sich bewegen sollten, gibt es eine Faustregel: Wenn Sie pro Woche 2500 Kalorien mit Ausdauersport umsetzen, fördern Sie die Gesundheit Ihres Herzens optimal. Wieviel Sie dafür letztendlich ungefähr tun müssen, verrät die folgende Tabelle:

Sportart	Stunden pro Woche
Joggen/Walking	4
Inlineskating	6
Radfahren	7
Schwimmen	5
Gymnastik	täglich 20 Minuten
Volleyball/Basketball	5
Rudern	4

Damit Sie Ihre späten Jahre aktiv und in vollen Zügen genießen können, muss auch Ihr Knochengerüst gesund sein. Osteoporose – auch als Knochenschwund bezeichnet – kann das verschlimmern und dadurch sogar zu Knochenbrüchen führen. Typischerweise haben Frauen nach den Wechseljahren mit dieser Erkrankung zu tun. Die Zahl der Osteoporose-Erkrankungen beträgt aber auch bei Männern bis zu 15 Prozent.

Ganz gleich, ob Frau oder Mann: Eine der Ursachen von Osteoporose ist der Verlust von Knochenmaterial durch sinkende Aktivität. Und dagegen lässt sich ja etwas tun. Achten Sie auch darauf, täglich mindestens ein Gramm Calcium (enthalten in einem Liter Milch) zu sich zu nehmen. Oder reduzieren Sie wenigstens den Umgang mit Calcium-Räubern wie Alkohol, Cola und Zigaretten.

19. Die Midlifecrisis trifft irgendwann jeden

Nein, das stimmt nicht und ist sozusagen ein Midlife-Märchen. Zwar macht wohl jeder Mensch, besonders aber Menschen im Alter um die 40, gewisse Krisen durch – doch wissenschaftlich gesehen gibt es die Midlifecrisis, also die Krise in der Lebensmitte, nicht.

Englische Wissenschaftler haben allerdings herausgefunden, dass die Lebenszufriedenheit aller Menschen einer U-Kurve folgt. Während in jüngeren Jahren ein erster Gipfel der Zufriedenheit erklommen wird, geht es etwa zur Lebensmitte abwärts in Richtung Tiefpunkt. Anschließend, so die Wissenschaftler, nimmt die Zufriedenheit aber wieder deutlich zu – bis das Wohlbefinden im höheren Alter seinen zweiten Gipfel erreicht. Ob man die Phase am Boden der U-Kurve Midlifecrisis nennt oder ihr gar keinen Namen gibt, ist vermutlich eine Frage der Perspektive. Eine Krise lässt sich schließlich besser vermarkten als keine Krise.

Den Lebenssinn zu hinterfragen ist kein Zeichen einer Krise Irgendwann jenseits der 40 hat fast jeder Mensch das Gefühl, dass im Leben nicht mehr viel passieren wird, dass große berufliche und familiäre Chancen vorbeigezogen sind, dass der Körper älter wird, sich auch so anfühlt und entsprechend aussieht und dass das Lebensende absehbar ist. Doch damit muss die Lebensmitte nicht zu einer Krisenphase werden. Üblicherweise sind zu diesem Lebenszeitpunkt die schwierigsten Karriereschritte geschafft, die Rolle in der Gesellschaft ist ausgemacht, die Finanzen sind stabil und es besteht Grund zu einer gewissen Gelassenheit, denn man hat ja einiges geleistet. Es ist deshalb ganz natürlich, dass man sich fragt: Was habe ich wirklich erreicht? Was will ich noch schaffen? Was ist überhaupt noch möglich? Allerdings sind solche Fragen kein Zeichen für eine Krise, sondern ein normaler Prozess, der das ganze Leben über immer mal wieder in unterschiedlicher Weise beginnt.

20. Viel zu trinken ist im Alter besonders wichtig

Nein, so ist es nicht. Viele ältere Menschen trinken zwar tatsächlich viel zu wenig Flüssigkeit – ein pauschales «Du musst viel mehr trinken!» wäre aber grundfalsch. Wer gesund ist, muss zwar nicht fürchten, durch ein oder zwei Gläser Wasser mehr als nötig Schaden zu nehmen. Erst bei mehreren, in kurzer Zeit getrunkenen Litern Flüssigkeit würde es ernste Probleme mit Nieren, Lunge, Herz und Gehirn geben. Aber auch zu wenig Flüssigkeit wäre ungesund: Kreislaufschwäche und Konzentrationsprobleme können typische Folgen eines vernachlässigten Flüssigkeitshaushalts sein. Es kommt also auf die richtige Menge Flüssigkeit an – in jedem Alter. «Du musst genug trinken!» wäre schon ein besserer Merksatz.

Vor allem regelmäßiges Trinken ist für ältere Menschen sehr wichtig, weil der Körper ohne eine mehr oder weniger gleichbleibende Flüssigkeitsversorgung bald rebellieren würde. So kann schon ein relativ leichter Flüssigkeitsmangel Kopfschmerzen verursachen, die Konzentrationsfähigkeit verringern, das Kurzzeitgedächtnis beeinträchtigen und die allgemeine Leistungsfähigkeit drosseln. Wer grundsätzlich zu wenig trinkt, riskiert sogar schwere gesundheitliche Probleme. Ohne jeden Flüssigkeitsnachschub kann der Körper schließlich nach zwei Tagen kaum noch schädliche Stoffwechselprodukte über die Blase ausscheiden. Die Konsistenz des Blutes verändert sich, der Kreislauf droht zu kollabieren. Am besten ist es deshalb, regelmäßig etwas Flüssigkeit zu trinken, im Grunde genommen, bevor man überhaupt Durst bekommt.

Bei Herz- und Nierenerkrankungen kann die erlaubte Trinkmenge pro Tag einschränkt sein Unter normalen Bedingungen braucht der Körper etwa 1,5 bis 2,5 Liter Wasser pro Tag. Bei großer Wärme und beim Sport werden drei Liter und mehr empfohlen. Aufpassen muss man jedoch bei Herz- und Nierenerkrankungen: In diesen Fällen kann die erlaubte Trinkmenge pro Tag geringer sein. Zur Sicherheit fragt man seinen Hausarzt. Gut geeignet als Trinkflüssigkeit ist Leitungs- oder Mineralwasser, denn Wasser löscht zuverlässig den Durst und ist obendrein kalorienfrei. Auch zuckerfreie Tees sind gut.

Ein Trinkwecker erinnert Sie an Ihre regelmäßigen Trinkpausen Wichtig ist es also, seinen Flüssigkeitshaushalt stabil zu halten. Bei großer Eile oder weil man gar keinen Durst verspürt, ist das regelmäßige Trinken jedoch schnell vergessen. Bauen Sie deshalb mindestens drei bewusste Trinkpausen in Ihren Tag ein. Trinken Sie beispielsweise alle zwei bis drei Stunden ein Glas Tee oder Wasser. Und stellen Sie sich gegebenenfalls die Uhr entsprechend, damit Sie Ihre Trinkpause nicht versäumen. Ob Sie genug trinken, können Sie übrigens auch im Internet herausfinden. Unter www.trinkberater.de können Sie Ihr Trinkverhalten überprüfen und einen Trink-Wecker aktivieren. Eine E-Mail erinnert Sie dann zum gewählten Zeitpunkt ans Trinken.

Diese Tipps helfen Ihnen, regelmäßig genug Flüssigkeit zu trinken

- Achten Sie jeden Tag aufs Neue bewusst darauf, dass Sie genug trinken. Anzeichen für eine zu geringe Trinkmenge können eine auffällig trockene Haut, Konzentrationsschwierigkeiten und Kreislaufprobleme sein.
- Sorgen Sie dafür, dass stets etwas zu trinken in greifbarer Nähe steht – zum Beispiel eine Flasche Mineralwasser auf dem Tisch im Wohnzimmer, eine auf dem Schreibtisch, eine in der Küche, und eine neben Ihrem Bett.
- Trinken Sie regelmäßig kleinere Mengen Flüssigkeit, denn Ihr Körper hat keinen Reservetank. Er kann etwa einen halben Liter Flüssigkeit auf einmal verarbeiten. Alles, was Sie darüber hinaus trinken, scheidet er wieder aus.

- Trinken Sie – sofern ärztlicherseits nichts dagegenspricht – deutlich mehr als sonst, wenn Sie körperlich arbeiten, Sport treiben oder es sehr warm ist, denn Ihr Körper verliert durch den Schweiß bis zu drei Mal mehr Flüssigkeit als gewöhnlich.
- Denken Sie sich gegebenenfalls Trinkrituale aus. Trinken Sie etwa jeweils ein Glas Tee morgens zum Frühstück und nach jedem Einkauf oder Spaziergang.
- Oder trinken Sie stets ein Glas Wasser zum Essen und außerdem ein Glas zu jeder Tasse Kaffee. Letzteres gilt vor allem, wenn Sie mehrere Tassen Kaffee pro Tag trinken.
- Niemand trinkt gerne immer nur Mineralwasser, wenn er Apfelsaft lieber mag. Trinken Sie deshalb ruhig Ihr Lieblingsgetränk und sorgen Sie dafür, dass immer genug davon in Ihrer Nähe steht. Meiden Sie aber Getränke, die allzu viel Zucker enthalten.
- Kaufen Sie öfter mal Melonen, Äpfel, Birnen, Tomaten, Gurken oder Blattsalate ein. Diese Obst- und Gemüsesorten enthalten besonders viel Flüssigkeit und sind außerdem gute Vitaminlieferanten.
- Stellen sie fest, dass Sie trotz der Trinktipps über den Tag immer noch nicht genug Flüssigkeit zu sich nehmen, versuchen Sie es mit einem einfachen Trinktraining: Nehmen Sie zu einer bestimmten Tageszeit immer wieder ein bestimmtes Getränk zu sich.

21. Alte Leute fallen häufig hin

Nein, das ist nicht richtig. Obwohl die Häufigkeit von Stürzen mit dem Alter steigt und schon deshalb viele Senioren Angst vor einem Sturz haben, gehört ständiges Hinfallen nicht automatisch zum Älterwerden dazu. Wer öfter mal ohne offensichtlichen Grund hinfällt, muss gleich welchen Alters davon ausgehen, dass eine Erkrankung die Ursache dafür ist.

Mit einem kurzen Test lässt sich herausbekommen, ob die Gleichgewichtsorgane weitgehend störungsfrei funktionieren. Setzen Sie sich dazu auf einen Stuhl. Stehen Sie nun auf und gehen Sie etwa zehn Meter weit. Drehen Sie sich dann um, gehen Sie zurück zum Stuhl und setzen Sie sich wieder. Dieser Test sollte normalerweise maximal 20 Sekunden dauern. Wer länger als 30 Sekunden benötigt, gilt als gangunsicher und damit sturzgefährdet. Das wäre dann ein Grund, einen Termin beim Hausarzt zu machen.

Ermitteln Sie Ihr persönliches Sturzrisiko Die Umstände und Gründe eines Sturzes müssen immer ärztlich untersucht werden – in jedem Alter. Noch besser ist es natürlich, einen Sturz zu vermeiden. Ermitteln Sie zunächst Ihr individuelles Sturzrisiko. Der folgende Fragebogen gibt Ihnen eine Orientierung, wie groß dieses Risiko in Ihrem Fall ist. Da einzelne Fragen kleine Übungen erfordern, sollten Sie den Fragebogen möglichst zusammen mit einer Vertrauensperson beantworten, die Ihnen gegebenenfalls eine Hilfestellung geben kann.

Bitte kreuzen Sie bei jeder aufgeführten Störung «ja» oder «nein» an. Zählen Sie am Ende alle Punkte zusammen. Wenn Sie vier oder mehr Punkte erreicht haben, könnte bei Ihnen ein erhöhtes Sturzrisiko bestehen. Darüber sollten Sie dann mit Ihrem Arzt sprechen.

Störung	Ja	Nein	Erläuterungen, wie sich die Störung bemerkbar machen kann
Ich habe Gehstörungen.	2		– kleine, unregelmäßige Schritte – langsamer, unregelmäßiger Gang – verstärkte Körperschwankungen – häufiges Straucheln – stehen bleiben beim Sprechen – häufiges Suchen nach Halt
Ich habe Probleme mit meinem Gleichgewicht.	2		– kein 10-Sekunden-Tandemstand möglich (Beim Tandemstand stehen die Füße in einer Linie hintereinander: Die Hacke des vorderen Fußes berührt die Spitze des hinteren.) – Dauer des Gleichgewichtstest über 30 Sekunden (siehe oben)
Meine Muskelkraft ist allgemein verringert.	2		– vor allem in Hüfte, Knie und oberem Sprunggelenk – Das Aufstehen aus einem Stuhl ohne Armlehnen ist ohne Hilfe nicht oder nur schwer möglich.
Ich nehme Medikamente ein.	2		– Bitte fragen Sie Ihren Arzt, ob Ihre Medikamente die Sturzgefahr erhöhen.
Ich bin bereits mehrfach gestürzt.	2		– Nach jedem Sturz sollte die Ursache ärztlich abgeklärt werden, auch wenn es dabei nicht zu Verletzungen gekommen ist.
Ich habe Bewusstseinsstörungen und bin häufig sehr unruhig.	2		– häufige Unaufmerksamkeit – unruhiges Hin- und Hergehen – grob fehlerhafte Selbsteinschätzung
Ich habe Sehstörungen.	1		– Sehstörungen sind besonders gefährlich, wenn mit einem Auge deutlich schlechter gesehen wird.

Störung	Ja	Nein	Erläuterungen, wie sich die Störung bemerkbar machen kann
Ich habe starke Probleme mit meinen Beinen.	1		– chronische oder plötzlich einschießende Schmerzen – schmerzhafte Arthrose – Verkürzungen von Bändern und Sehnen – Muskelrückbildungen – schmerzhafte Befunde an den Füßen
Ich benötige eine Gehhilfe.	1		– Mit einem Gehstock oder Gehwagen fühle ich mich sicherer.
Meine Beweglichkeit wird allmählich schlechter.	1		– Vermeiden langer Wege – weitgehende Beschränkung auf die eigenen vier Wände
Ich habe Osteoporose (Knochenschwund).	2		– Ich habe Angst vor folgenschweren Stürzen und fühle mich deshalb unsicher beim Gehen.
Ich habe Morbus Parkinson oder eine andere neurologische Erkrankung.	1		– Bei neurologischen Erkrankungen kann die Sturzgefahr generell erhöht sein.
Sonstige Merkmale, die das Sturzrisiko erhöhen.	1		– 85 Jahre oder älter – sehr niedriges Körpergewicht

So erkennen und senken Sie die Sturzgefahr in Ihrem Zuhause

- *Für gutes Licht sorgen* Haben Sie gute Lichtverhältnisse in allen Ihren Räumen? Alle Lichtschalter sollten bequem zugänglich und idealerweise «beleuchtet» sein, damit Sie sie auch im Dunkeln gut finden.
- *Teppiche rutschfest machen* Sind alle Ihre Teppiche rutschfest? Um Teppiche rutschfest zu machen, gibt es spezielles Klebeband und Anti-Rutsch-Matten zum Unterlegen.
- *Läufer entfernen* Haben Sie Läufer und Brücken in Ihren Räumen? Entfernen Sie diese gegebenenfalls, denn Läufer und

Brücken gehören zu den typischen Stolperfallen in der Wohnung und führen leicht zu Stürzen.
- *Fußböden rutschfest machen* Sind Ihre Fußböden glatt und rutschig? Parkett- und Laminat-Fußböden sehen zwar gut aus, können aber sehr rutschig sein und sind damit nicht sturzsicher. Rutschfeste Fußbodenmaterialien können Abhilfe bringen. Hier empfiehlt es sich, den Fachhandel zu Rate zu ziehen.
- *Türschwellen begradigen* Haben Sie stolperverdächtige Türschwellen in Ihrer Wohnung? Erfahrungsgemäß können selbst sehr niedrige Türschwellen folgenreiche Stürze verursachen und sollten deshalb entfernt werden.
- *Lose Kabel entfernen* Liegen bei Ihnen zu Hause lose Kabel in den Laufwegen? Auch andere stolperverdächtige Dinge wie Türstopper oder Teppichfalten sollten konsequent beseitigt werden.
- *Lose Matten entfernen* Liegen in Ihrem Badezimmer lose Matten auf dem Fußboden? Entfernen Sie lose Matten und kleine Läufer vor dem Waschbecken und dem WC oder tauschen Sie sie gegen rutschfeste Matten aus.
- *Regelmäßig die Gesundheit überprüfen lassen* Gehen Sie besonders bei chronischen Erkrankungen regelmäßig zu Ihrem Arzt. So stellen Sie sicher, dass Sie jederzeit medizinisch optimal versorgt sind.
- *Regelmäßig zum Augenarzt gehen* Lassen Sie Ihre Augen in regelmäßigen Abständen kontrollieren und tragen Sie Ihre Brille (oder Ihre anderen Sehhilfen) auch.
- *Muskulatur kräftigen* Kräftigen Sie durch regelmäßige Bewegung Ihre Muskulatur. Sie verbessern so Ihren Gleichgewichtssinn und Ihre Gangsicherheit. Bitte sprechen Sie mit Ihrem Arzt, bevor Sie mit neuen Übungen beginnen.
- *Übungen zeigen lassen* Lassen Sie sich gegebenenfalls von Ihrem Arzt oder Krankengymnasten Kräftigungsübungen für Ihre Muskulatur zeigen, die Sie auch allein zu Hause durchführen können.

- *Verdacht auf Osteoporose abklären lassen* Bitten Sie Ihren Arzt darum, eine Knochendichtemessung zu machen, wenn Sie einen Knochenbruch erlitten haben und bei Ihnen der Verdacht auf Osteoporose besteht.
- *Selbsthilfegruppen kontaktieren* Kontaktieren Sie eine Selbsthilfegruppe, wenn Sie an Osteoporose erkrankt sind. Neben vielen interessanten Informationen bieten Osteoporose-Selbsthilfegruppen oft auch spezielle Gymnastikkurse an. Oder nehmen Sie in einem Sportverein an einer Trainingsgruppe für Osteoporosekranke teil.
- *Handläufe anbringen* Lassen Sie an allen Laufwegen inklusive der Treppen in Ihrer Wohnung auf beiden Seiten Handläufe anbringen. Für den bequemen Zugang in obere Stockwerke empfiehlt sich gegebenenfalls ein Treppenlift.
- *Toilettenaufsatz anbringen* Ein Toilettenaufsatz erleichtert Ihnen das Hinsetzen und Aufstehen vom WC und verringert so die Sturzgefahr.
- *Sorgen Sie für Licht* Ein kleines Nachtlicht im Schlafzimmer und auf dem Flur erleichtert bei WC-Besuchen in der Nacht die Orientierung.
- *Gehhilfen nutzen* Benutzen Sie gegebenenfalls bei Einkäufen und Spaziergängen Gehhilfen. Ihre Gehhilfen geben Ihnen Sicherheit – lassen Sie sie nicht aus Eitelkeit zu Hause stehen.
- *Ampeln und Zebrastreifen nutzen* Überqueren Sie Straßen grundsätzlich nur an Ampeln und Zebrastreifen. Nehmen Sie falls nötig die Hilfsbereitschaft Ihrer Mitmenschen in Anspruch.
- *Sitzplatz beanspruchen* Bitten Sie auch in vollen Bussen und Bahnen stets um einen Sitzplatz.
- *Rutschsichere Schuhe tragen* Tragen Sie besonders im Winter eine Rutschsicherung an Ihren Schuhen (ähnlich wie Spikes, erhältlich in Schuhgeschäften).

22. Ältere Frauen bekommen eher einen Herzinfarkt als ältere Männer

Nein, das ist nicht korrekt. Frauen sind bis zum Beginn ihrer Wechseljahre relativ gut vor einem Herzinfarkt geschützt. Mit dem Nachlassen der Produktion des Hormons Östrogen im Verlauf der Wechseljahre nimmt dieser Schutz jedoch ab. Als eine Folge davon treten bei Frauen etwa ab dem 60. Lebensjahr vermehrt Durchblutungsstörungen in den Herzkranzarterien auf, die im ungünstigsten Fall zu einem Herzinfarkt führen. Männer erleiden dagegen oft schon deutlich früher einen Herzinfarkt. Und um es vorwegzunehmen: Studien zufolge senkt die Einnahme von zusätzlichen Östrogenen die Herzinfarktrate bei Frauen nicht. Dafür steigt unter einer entsprechenden Hormoneinnahme das Brustkrebsrisiko.

Viele Frauen rechnen nicht mit einem Herzinfarkt und unterschätzen damit ihr Risiko Generell erleiden Frauen später als Männer einen Herzinfarkt. Dass zahlenmäßig mehr Frauen als Männer an einem Herzinfarkt sterben, hat verschiedene Gründe: Zum einen nehmen ganz allgemein Herzkrankheiten bei Frauen zu. Vor allem bei jüngeren Frauen ist das der Fall – unter anderem, weil im Verhältnis immer mehr Frauen rauchen. Außerdem unterschätzen viele Frauen ihr Risiko für eine Herz-Kreislauf-Erkrankung und rechnen nicht mit einem Herzinfarkt, der zudem oft noch als «Männersache» gilt. Frauen neigen außerdem dazu, gesundheitliche Beschwerden zunächst eher zu ignorieren, so dass auch ein Herzinfarkt oft erst spät erkannt wird.

Ein Herzinfarkt bei Frauen macht sich oft mit mehrdeutigen Anzeichen bemerkbar Erschwerend kommt hinzu, dass sich ein Herzinfarkt bei Frauen oft durch untypische Symptome zeigt, die deshalb nicht gleich als solche erkannt werden. Neben den hinreichend bekannten Symptomen wie heftigen Brustschmerzen, die in Arme, Oberbauch, Rücken, Hals und Kiefer ausstrahlen können, macht sich ein Herzinfarkt bei Frauen oft mit mehrdeutigen Anzeichen bemerkbar: zum Beispiel durch Übelkeit, Erbrechen, Schmerzen in Bauch und Rücken sowie Schwäche und Atemnot. Nicht jede Frau kommt dann sofort auf den Gedanken, dass es sich dabei um Symptome eines Herzinfarkts handeln könnte. Und noch ein sehr wichtiger Punkt erschwert das frühzeitige Erkennen eines Herzinfarkts: Viele ältere Frauen leben ohne Partner, so dass im Ernstfall oft niemand da ist, der helfen kann. Nicht wenige Frauen haben zudem ihr ganzes Leben in der klassischen Frau-Mann-Rollenverteilung verbracht: Während die Frau die Kinder großzog, kümmerte sich der Mann ums Geldverdienen. Immer noch auf das selbstverständliche Funktionieren als Mutter geeicht, schieben Frauen gesundheitliche Beschwerden häufig zunächst uneigennützig auf seelische Probleme im Rahmen ihrer Wechseljahre oder auf Depressionen.

Was man bei einem Verdacht auf Herzinfarkt tun sollte

Beim jedem Hinweis auf einen möglichen Herzinfarkt sollte sofort ein Notarzt über die Telefonnummer 112 gerufen werden!

Mitunter kündigt sich ein Herzinfarkt schon vorher durch eines oder mehrere der genannten Symptome an. Treten diese Symptome bei körperlicher Anstrengung oder großer seelischer Belastung auf und lassen sie wieder nach, sobald sich die Situation beruhigt hat, sollte man zum Arzt gehen. Es könnte sich dabei um Zeichen für Durchblutungsstörungen des Herzmuskels handeln. Treten diese Symptome aber sogar in Ruhe auf, liegt ein Notfall vor, da ein Herzinfarkt unmittelbar bevorstehen könnte. In diesem Fall sollte immer über die 112 der Notarzt gerufen werden – auch wenn sich später möglicherweise herausstellt, dass es sich nicht um einen Herzinfarkt gehandelt hat. Niemand wird in Deutschland für einen Notarzteinsatz bezahlen müssen, wenn sich im Nachhinein herausstellen sollte, dass dieser nicht notwendig gewesen wäre.

23. Alte Leute frieren ständig

Nein, so formuliert ist das missverständlich und auch falsch. Alte Leute frieren nicht seltener oder häufiger als junge Menschen. Friert man, gibt es dafür immer einen Grund. Dieser Grund kann natürlich eine niedrige Umgebungstemperatur sein. Es ist aber auch möglich, dass eine Störung der Schilddrüsenfunktion, ein Herzproblem, niedriger Blutdruck oder eine andere Erkrankung die Ursache des Frierens ist. Unabhängig von der Ursache gilt jedoch: Gegen das Frieren lässt sich etwas tun. Und das gilt für Jung und Alt, für Frauen und Männer.

Bei großer Kälte sinkt die Hautdurchblutung. Dadurch spart der Körper automatisch Wärme ein; gerade wenn er stark friert, ist das ein durchaus lebensrettender Mechanismus. Er funktioniert prinzipiell sehr gut, hat aber gewisse Temperaturgrenzen. Wenn man friert, sollte man deshalb das Einsparen von Wärme aktiv unterstützen. Neben den berühmten Wollsocken an den Füßen als Erste-Hilfe-Maßnahme ist aktive Bewegung ein sehr gutes Gegenmittel gegen das Frieren. Bewegung sorgt dafür, dass vermehrt warmes Blut durch die Haut fließt.

Tee mit Rum, Grog und Glühwein wärmen nur scheinbar Aber was sollte man bei Kälte außer Wollsocken noch anziehen? Nicht zu wenig natürlich, aber auch nicht zu viel – sonst schwitzt man leichter und erkältet sich schon mal. Ideal ist die Zwiebel-Taktik. Sie besteht aus mehreren Kleiderschichten, die übereinander getragen werden und nach Bedarf schnell ausgezogen werden können. Das Material der Kleidung sollte atmungsaktiv sein und beim Schwitzen nicht auf der Haut kleben, damit Schweiß aufgesaugt und nach außen abgeleitet wird.

Übrigens: Typische Weihnachtsmarktgetränke wie Tee mit Rum, Grog und Glühwein wärmen nur scheinbar von innen und sind deshalb keine wirkliche Hilfe, wenn man friert. Alkohol erweitert sehr stark die Hautgefäße. Mit viel Alkohol im Blut fühlt man zwar nicht mehr, dass einem kalt ist, doch der Körper kühlt durch die geöffneten Hautgefäße in Wirklichkeit immer weiter aus, obwohl er doch Wärme einsparen müsste. Im Extremfall kann Alkohol deshalb dem oben genannten lebensrettenden Mechanismus der Wärmeeinsparung gefährlich zuwiderlaufen.

24. Altersdiabetes entsteht durch das Alter

Nein, das ist kompletter Unsinn. Diabetes mellitus, auch bekannt als Zuckerkrankheit, hat mit dem Alter grundsätzlich nichts zu tun. Beim Typ-2-Diabetes, der leider oft noch als Altersdiabetes bezeichnet wird, und unter dem mehr als 90 Prozent der Diabetiker in Deutschland leiden, bildet der Körper zwar das Hormon Insulin – allerdings kann dieses kaum noch im Körper wirken und den Blutzucker regulieren. Der Körper antwortet auf diese Situation mit der Herstellung von immer noch mehr Insulin, das allerdings ebenfalls weitgehend ungenutzt bleibt. Die ständige Insulin-Überproduktion erschöpft nach und nach die insulinbildenden Zellen in der Bauchspeicheldrüse. Typ-2-Diabetiker können am Anfang Ihrer Erkrankung ihren Blutzucker meist noch mit Hilfe einer klugen Ernährung im gesunden Bereich einpendeln. Einige Typ-2-Diabetiker müssen aber Medikamente einnehmen oder Insulin injizieren, damit ihr Blutzucker akzeptabel bleibt.

Übergewicht und Bewegungsmangel sind die Hauptursachen von Altersdiabetes Neben einer erblichen Veranlagung sind deutliches Übergewicht und Bewegungsarmut die Hauptursachen von

Typ-2-Diabetes. Die Folgen sind die gleichen wie beim Typ-1-Diabetes: Es bleibt viel zu viel Glucose im Blut und der Blutzucker steigt über die gesunde Dachmarke von 120 ml/dl hinaus.

Mit einem ständig erhöhten Blutzucker beginnen die Probleme: Jedes überflüssige Glucosemolekül im Blut geht mit Eiweißkörpern eine feste Verbindung ein. Je höher der Blutzuckerwert ist, desto mehr Glucose-Eiweiß-Pakete entstehen, lagern sich an den Gefäßwänden ab und behindern nach und nach den Blutfluss. Wird dieser Vorgang nicht gestoppt oder zumindest deutlich gebremst, kommt es zu den Folgen von Diabetes: Durchblutungsstörungen, Nierenschäden, Sehstörungen und Impotenz – um nur einige zu nennen.

25. An Alzheimer erkranken nur alte Menschen

Nein, an Alzheimer erkranken nicht nur alte Menschen. Richtig ist zwar, dass Alzheimer sehr häufig Menschen ab 65 Jahren trifft. Doch auch wesentlich jüngere Menschen können an Alzheimer erkranken – auch wenn bei Ihnen die Erkrankung zunächst meist kaum auffällt. Wer unter 65 ist, steht oft noch im Berufsleben, ist in feste Abläufe eingebunden und gilt noch nicht als alt. Kollegen, Freunde und auch Angehörige denken bei unter 65-Jährigen deshalb nicht immer gleich an Alzheimer, wenn sich deren Verhalten auffällig verändert.

Durch Alzheimer gehen wichtige geistige Fähigkeiten wie Denken, Erinnern und Orientieren verloren Bei der Alzheimer-Erkrankung, von der rund zwei Drittel der sogenannten Demenz-Kranken betroffen sind, lässt der Verstand immer weiter nach. Das hat Gedächtnislücken, Orientierungsprobleme und Konzentrationsschwierigkeiten zur Folge. Demenz ist übrigens der Oberbegriff für Erkrankungen, bei denen wichtige geistige Fähigkeiten wie Denken, Erinnern und Orientierung verloren gehen und die deshalb dazu führen, dass selbst alltägliche Dinge wie Waschen und Anziehen bald nicht mehr ohne Hilfe erledigt werden können. Zu den Demenz-Erkrankungen zählen unter anderem Alzheimer und Durchblutungsstörungen des Gehirns.

Eine Untersuchung bei einem Neurologen oder in einer Gedächtnisambulanz sorgt für eine klare Diagnose Besteht der Verdacht auf eine Alzheimer-Erkrankung, schickt der Hausarzt seinen Patienten meist zu einem Neurologen oder in die Gedächtnisambulanz einer Klinik. Dort kann gezielt untersucht werden, ob tatsächlich Alzheimer vorliegt oder nicht. Neben einer körperlichen Untersuchung werden meist sogenannte neuropsychologische Tests, eine Computertomographie (CT) beziehungsweise Magnetresonanztomographie (MRT) des Schädels und eine Blutuntersuchung durchgeführt.

Übrigens kann in allen Altersgruppen eine Demenz die Folge einer anderen Erkrankung sein, etwa von Durchblutungsstörungen des Gehirns, Problemen mit der Schilddrüse oder einem Schlaganfall. Kann die Erkrankung erfolgreich behandelt werden, bessert sich meist auch die Demenz.

Weitere Irrtümer im Zusammenhang mit Alzheimer

- *Alzheimer ist tödlich:* Falsch! Alzheimer ist nicht tödlich. Aber wie jede Demenz begünstigt Alzheimer Folgeerkrankungen, an denen auch jüngere Alzheimer-Kranke innerhalb weniger Jahre sterben können.
- *Trinken aus Aluminiumdosen löst Alzheimer aus:* Falsch! Diesen Verdacht hatte man noch in den Siebzigerjahren. Doch wissenschaftliche Studien haben diesen Zusammenhang nicht bestätigt. Nervenzellen gehen zwar durch Aluminiumsalze zugrunde. Allerdings werden Aluminiumsalze in einem gesunden menschlichen Gehirn nicht angereichert.
- *Süßstoffe können Alzheimer auslösen:* Falsch! Künstliche Süßstoffe wie Aspartam stehen nach den Ergebnissen mehrerer

wissenschaftlicher Studien in keinem Zusammenhang mit Alzheimer.

- *Eine Grippeschutzimpfung erhöht das Alzheimer-Risiko:* Falsch! Mehrere wissenschaftliche Studien verbinden Grippeimpfungen und andere Impfungen sogar eher mit einem verringerten statistischen Risiko für Alzheimer.
- *Zahnfüllungen erhöhen das Alzheimer-Risiko:* Falsch! Nach wissenschaftlichen Erkenntnissen gibt es keine Beziehung zwischen Silber-Zahnfüllungen und Alzheimer. Die Sorge war entstanden, weil Amalgam typischerweise etwa zu 50 Prozent Quecksilber, 35 Prozent Silber und 15 Prozent Zinn enthält. Quecksilber ist ein Schwermetall, das in bestimmten Formen für das Gehirn und andere Organe giftig ist.
- *Alzheimer ist längst heilbar:* Falsch. Alzheimer ist immer noch unheilbar – auch wenn die Forschung immer wieder neue Erkenntnisse gewinnt. Sport ist oft das Einzige, was sich gegen den schleichenden Gedächtnisverlust tun lässt. Es ist durch Tierversuche belegt, dass körperliche und geistige Betätigung eine Demenz zwar nicht verhindert, aber den Verlauf hinauszögern kann.
- *Alzheimer ist ansteckend:* Falsch. Zwar deuten kürzlich entdeckte Alzheimer-typische Ablagerungen in den Gehirnen von acht an der sogenannten Creutzfeldt-Jakob-Krankheit verstorbenen Personen auf einen möglichen Ansteckungsweg hin. Doch bislang gibt es keinen Hinweis darauf, dass Alzheimer unter normalen Umständen tatsächlich von einer Person auf die andere übertragen werden kann.
- *Die richtige Ernährung kann Alzheimer verhindern:* Falsch. Die Ernährung spielt statistisch gesehen nur zu 25 Prozent eine Rolle bei der Entstehung von Alzheimer. Beispielsweise gilt eine Ernährung, bei der es an Vitamin B mangelt als einer der Risikofaktoren für eine Alzheimer-Erkrankung.
- *Die Zahl der Alzheimerkranken nimmt rasend schnell zu:* Falsch. Die Zahl der Alzheimerkranken nimmt längst nicht so stark zu wie das oft behauptet wird. Im Gegenteil! So ist zum

Beispiel die Zahl der an Alzheimer erkrankten Menschen bei den Achtzig- bis Neunzigjährigen heute sogar geringer als vor 20 Jahren. Die Ursache dafür könnte ein insgesamt gesünderer Lebensstil sein.

– *Mit speziellen Kernspinuntersuchungen kann man Alzheimer frühzeitig erkennen:* Falsch. Eine seriöse Alzheimer-Diagnose ist nur durch ein Paket verschiedener Tests und Untersuchungen möglich – aber nicht durch einen einzigen, oft noch sehr teuren Hirnscan.

26. Alte Leute haben ständig Blähungen

Nein, das ist Unsinn. Die Ursache von Blähungen ist eine Ansammlung von Luft im Darm, ausgelöst oft durch üppiges oder sehr hastiges Essen – und das hat natürlich nichts mit dem Alter zu tun. Genau genommen wird Luft verschluckt, dazu kommen jene Gase, die durch die Salzsäure im Magen und die Verdauungssäfte im Dünndarm aus der Nahrung entstanden sind.

Um Blähungen so weit wie möglich vorzubeugen, sollte man Rohkost aller Art, besonders aber Zwiebeln und Hülsenfrüchte in allzu großen Mengen meiden. Das beste Mittel gegen Blähungen ist ohnehin eine ausgewogene Ernährung, dazu Essen ohne Hektik und gründliches Kauen. Soforthilfe gegen Blähungen kann ein Arzneistoff mit dem Namen Simethicon aus der Apotheke bieten. Es gibt ihn als Tropfen oder Lutschpastillen.

Ist Joghurt besonders gut für den Darm? Nein, Joghurt ist weder besonders gut noch besonders schlecht für den Darm. Und auch unser Immunsystem wird durch Joghurt nicht wirklich kräftiger. Zwar befinden sich dreiviertel der Zellen unseres Immunsystems im Darm. Dennoch hat Joghurt weder auf unsere Abwehrkräfte noch auf den Darm selbst einen positiven Effekt. Denn ganz gleich, ob die Milchsäure im Joghurt sich links- oder rechtsherum dreht: Wegen der Magensäure erreichen die Bakterien im Joghurt den Darm leider nicht mehr lebend. Damit ist Joghurt für die Gesundheit nicht von so großer Bedeutung, wie uns die Werbung weismachen will.

Die Alarmsignale des Darms

- *Helles Blut* Verborgene Hämorrhoiden sind zu über 90 Prozent die Ursache für helles Blut im Stuhlgang. Bei den restlichen zehn Prozent können Entzündungen und Tumore im unteren Dickdarm der Grund sein. Schon wegen des zunehmenden Blutverlusts sollte ein Arztbesuch möglichst umgehend erfolgen.
- *Schwarzer Stuhlgang* Eine Blutung im Magen oder im Zwölffingerdarm, dem oberen Teil des Dünndarms, löst mit einiger Wahrscheinlichkeit dieses Alarmsignal aus. Die Ursache ist oft ein Geschwür. Zu einem sofortigen Arztbesuch gibt es keine Alternative.
- *Änderungen der Gewohnheiten* Nimmt die Häufigkeit der WC-Besuche ohne erkennbaren Grund plötzlich zu oder kommt es zu einer rätselhaften Verstopfung, wäre allzu geduldiges Abwarten falsch. Ein Arzt sollte klären, ob ein Darmtumor diese Symptome verursacht.
- *Flatus sukkulentes* So nennen Ärzte den gleichzeitigen Abgang von Stuhlgang und Blähungen. In höchstens zehn Prozent der Fälle steckt ein Darmtumor hinter diesem eigentlich harmlosen Zeichen. Klarheit bringt aber nur eine ärztliche Untersuchung.

27. Im Alter hört man immer schlechter

Nein, das ist nicht der Fall, zumindest nicht automatisch. Richtig ist, dass nur manche Senioren allmählich schlechter hören. Den Betroffenen fällt es zum Beispiel mit den Jahren immer schwerer, in größeren Menschenansammlungen den Gesprächen zu folgen. Die Vermutung liegt natürlich nahe, dass ein nachlassendes Hörvermögen der Grund dafür ist. Doch Schwerhörigkeit im Alter muss nicht an den Ohren selbst liegen. Der eigentliche Grund ist oft, dass die Verarbeitung der Höreindrücke im Gehirn im Alter länger dauern kann. Das ist auch einer der Gründe, warum man alten Menschen gegenüber nicht unbedingt lauter, aber langsamer sprechen sollte.

Schwerhörigkeit im Alter kann zu sozialer Isolierung führen

Ganz gleich allerdings, was die Schwerhörigkeit verursacht: Hört man schlechter, zieht man sich meist mehr und mehr zurück. Das zeigt auch eine schwedische Langzeitstudie. Dafür sind 400 Teilnehmer zwischen 80 und 98 Jahren über sechs Jahre lang alle zwei Jahre zu Tests ihrer körperlichen und geistigen Leistungsfähigkeit gebeten worden. Zusätzlich wurden Bereiche der Persönlichkeit beurteilt. Das Ergebnis: Auch wenn die Teilnehmer frei von Depressionen und anderen psychischen Erkrankungen geblieben waren, so wurden sie im Laufe der Jahre doch immer introvertierter. Die Tendenz, sich weitgehend von Freunden und Bekannten zu isolieren, hatte allerdings bei genauer Analyse nichts mit dem Abbau körperlicher oder intellektueller Fähigkeiten zu tun, sondern lag an einem zunehmenden Hörverlust.

Schwerhörigkeit in Zahlen

Einer Studie der Universität Witten-Herdecke zufolge hören ungefähr 19 Prozent der Menschen in Deutschland über 14 Jahre schlecht, davon sind mehr als die Hälfte leichtgradig schwerhörig und knapp zwei Prozent an Taubheit grenzend schwerhörig. Laut dem Deutschen Schwerhörigenbund e. V. steigt die Wahrscheinlichkeit einer Hörminderung mit dem Alter statistisch wie folgt:

- 14–19 Jahre: 1 Prozent
- 20–29 Jahre: 2 Prozent
- 30–39 Jahre: 5 Prozent
- 40–49 Jahre: 6 Prozent
- 50–59 Jahre: 25 Prozent
- 60–69 Jahre: 37 Prozent
- 70 Jahre und älter: 54 Prozent

Wie eine Hörminderung einzuschätzen ist, hängt von den Ergebnissen eines Hörtests ab. In dem dabei erstellten Audiogramm wird festgehalten, wie stark der Ton verstärkt werden muss, damit die Testperson ihn gerade noch hört. Es werden vor allem die für das Verstehen von Sprache wichtigen Frequenzen berücksichtigt. Der Grad der Hörminderung ergibt sich aus dem Durchschnittswert der Messwerte; der durchschnittliche Grad der Hörminderung wird in Dezibel (dB) angegeben.

Und so sieht die Einteilung der WHO für Hörminderungen aus:

Grad der Hörschädigung	**dB**
keine Beeinträchtigung	≤ 25 dB
geringe Beeinträchtigung	26–40 dB
mittlere Beeinträchtigung	41–60 dB
starke Beeinträchtigung	61–80 dB
hochgradige Beeinträchtigung	≥ 81 dB

28. Ärzte nehmen alte Patienten oft nicht ernst

Nein, grundsätzlich stimmt das wohl nicht – auch wenn es manchmal so zu sein schein, weil ein Arzt nicht aufmerksam zuhört oder in einer bestimmten Situation nicht gleich helfen kann. Eine Versichertenbefragung der Kassenärztlichen Bundesvereinigung im Jahr 2015 ergab, dass Patienten in Deutschland grundsätzlich großes Vertrauen zu ihren Ärzten haben. Über 90 Prozent gaben in der Befragung an, ein gutes bis sehr gutes Verhältnis zu ihrem Arzt zu haben.

Wer allerdings schon einmal stundenlang in einem Wartezimmer gesessen hat oder nach zwei nutzlosen Minuten im Sprechzimmer gegen seinen Willen wieder draußen war, der mag dennoch am angeblich besten Gesundheitssystem der Welt zweifeln und deshalb auch dem Ergebnis der Umfrage nicht zu hundert Prozent vertrauen.

Wer das Gefühl hat, vom Arzt nicht ernst genommen zu werden, sollte das offen ansprechen Die Ursache für die Unzufriedenheit mancher Patienten mit ihren Ärzten liegt oft nicht am Gesundheitssystem, sondern an der Kommunikation zwischen Arzt und Patient. Häufig sind es falsche Erwartungen auf beiden Seiten, die zu Frust und Ärger führen. So wissen möglicherweise manche Ärzte immer noch nicht, dass es nicht mehr angebracht ist, vom hohen ärztlichen Olymp auf die Patienten herabzublicken. Und manchen Patienten ist offensichtlich noch nicht klar, dass Ärzte weder Rezeptautomaten sind, noch Wunder vollbringen können und zudem auf eine konzentrierte und ehrliche Mitarbeit ihrer Patienten angewiesen sind.

Wer dennoch das Gefühl hat, vom Arzt nicht ernst genommen zu werden, sollte das offen ansprechen, nicht vorwurfsvoll, sondern ehrlich und direkt, etwa mit dem Satz: «Ich fühle mich von Ihnen nicht verstanden und würde gerne mit Ihnen darüber reden.» Reagiert der Arzt auf diese Bitte abweisend oder empört, ist es möglicherweise angezeigt, sich nach einer ärztlichen Alternative umzuschauen. Ein empathischer Arzt begrüßt es allerdings, wenn seine Patienten ehrlich sind – jeder hat schließlich mal einen schlechten Tag.

Wer vorbereitet in das Gespräch mit dem Arzt geht, kommt zufriedener wieder heraus Die Erfahrung hat außerdem gezeigt: Je besser man als Patient vorbereitet ist, desto ergiebiger ist der Arztbesuch. Fragen Sie sich vor dem Gespräch mit einem Arzt vor allem, was genau Ihnen fehlt und welche Themen Sie mit ihm besprechen wollen. Überlegen Sie sich auch, welche Informationen Sie selbst bei großer Hektik auf jeden Fall benötigen. Es macht Sinn, diese Dinge als eine Erinnerungsstütze auf einem kleinen Zettel zu notieren und dann im Gespräch mit dem Arzt der Reihe nach anzusprechen.

Anhand dieser Punkte können Sie sich auf ein Arztgespräch vorbereiten:

- Was genau fehlt Ihnen? Seit wann?
- Hat zum Beispiel der Schmerz nach einem üppigen Essen begonnen?
- Begannen die Beschwerden langsam oder fingen sie plötzlich an?
- Sind die Beschwerden von bestimmten Bewegungen abhängig?
- Wie geht es Ihnen insgesamt?
- Welche Erkrankungen sind bei Ihnen und in Ihrer Familie schon mal aufgetreten?
- Welche Medikamente nehmen Sie aktuell ein?
- Rauchen Sie? Trinken Sie viel Alkohol? Machen Sie Sport?
- Was sind momentan Ihre größten Sorgen?

Konzentrieren Sie Ihre konkreten Fragen an den Arzt auf das Wesentliche. Haken Sie nach, wenn für Sie etwas unklar ist. Berücksichtigen Sie aber, dass nicht immer alle Probleme gleich bei der ersten Begegnung gelöst werden können. Sagen Sie Ihrem Arzt außerdem nicht nur, wenn Sie etwas nicht mögen, sondern auch, wenn Ihnen etwas gut gefällt.

Haken Sie gegebenenfalls diplomatisch freundlich, aber durchaus hartnäckig nach Wichtig ist, dass Ihr Arzt Sie darüber informiert, welche Möglichkeiten der Behandlung es bei Ihren Beschwerden gibt und welche Vor- und Nachteile diese jeweils haben. Spricht Ihr Arzt diese Punkte nicht von sich aus an, sollten Sie diplomatisch freundlich, aber durchaus hartnäckig nachhaken. Sie haben ohne Wenn und Aber ein Recht darauf, vollständig über Ihre Erkrankung und Ihre gesamte Behandlung informiert zu werden.

Was Sie allerdings nicht tun sollten, ist Ihren Arzt mit den Ergebnissen Ihrer eigenen Recherche im Internet zu überfallen. Lassen Sie den Arzt zunächst seine eigene Einschätzung darstellen. Sollte diese nicht mit Ihren Überlegungen übereinstimmen, können Sie das natürlich ansprechen. Dabei sollten Sie die Quelle Ihrer Information nennen, damit Ihr Arzt weiß, ob es sich dabei um seriöse Informationen handelt. Hier sind ein paar Beispiele direkter Fragen an den Arzt:

- Wissen Sie schon, was ich habe?
- Was ist als nächstes geplant?
- Wie wird die Diagnostik beziehungsweise die Behandlung aussehen?
- Was kann ich tun, damit sie möglichst erfolgreich ist?
- Mit welchem Ergebnis ist zu rechnen?
- Welche Nebenwirkungen und welche Risiken beinhaltet die Behandlung?
- Darf ich weiter arbeiten, Auto fahren und Sport treiben?
- Können Sie meine Behandlung mit meiner Krankenkasse oder Versicherung abrechnen?
- Was muss ich aus eigener Tasche zahlen?
- Wann soll ich wieder in Ihre Sprechstunde kommen?

Notieren Sie sich anschließend die wichtigsten Gesprächsinhalte und schreiben Sie auf, was Ihnen unklar geblieben ist. Heften Sie Ihre Aufzeichnungen in Ihren Unterlagen ab.

Das dürfen Sie von einem Arzt oder einer Arztpraxis erwarten

- *Guter Service* Arbeitnehmerfreundliche Sprechstunden, telefonische Rezeptbestellung – eine moderne Arztpraxis ist für die Patienten da und nicht umgekehrt. Immer mehr Arztpraxen sehen das zum Glück ebenso und agieren wie moderne Dienstleister.
- *Gute Organisation* Ein Termin ist ein Termin ist ein Termin. Sicher, manchmal müssen Notfälle vorgezogen werden, und Medizin ist keine Fließbandarbeit mit exakten Taktzeiten. Geringe Wartezeiten von bis zu 30 Minuten sind für die meisten Patienten akzeptabel. Alles darüber hinaus verlangt nach einer plausiblen Erklärung oder Entschuldigung.
- *Echte Freundlichkeit* Sind Arzt und Mitarbeiter freundlich, geduldig und hilfsbereit? Wenn nicht, hat die Praxis vielleicht schon genug Patienten und legt auf Sie keinen Wert.
- *Respekt und Wertschätzung* Ein fester Händedruck zur Begrüßung und die Geste, Platz zu nehmen, sorgen für eine gute Gesprächsatmosphäre. Ärzte, die bei Ihrem Eintreten ohne aufzublicken weiter am Computer arbeiten, müssen Sie nicht hinnehmen.
- *Gründlichkeit* Was? Warum? Wie? Wie oft? Wie lange? Diese fünf Fragen zu Diagnose und Therapie muss der Arzt auf jeden Fall erläutern. Auch Untersuchungen muss er genau erklären. Alle Medikamente im Detail zu besprechen könnte aber den Rahmen sprengen.
- *Ehrlichkeit und Transparenz* Bietet Ihnen der Doktor eine private Behandlungsmethode an, sollte er das gut begründen. Skepsis ist angebracht, wenn man Ihnen teure Gesundheitsprodukte verkaufen will.
- *Zusammenarbeit* Die Krankenakte gehört dem Arzt. Doch als Patient haben Sie das Recht auf Einsicht. Zudem muss der Arzt seine Unterlagen den mitbehandelnden Kollegen zur Verfügung stellen. Die Kosten für Kopien müssen aber gegebenenfalls Sie tragen.

Das darf Ihr Arzt von Ihnen erwarten!

- *Pünktlichkeit* Erscheinen Sie rechtzeitig zum Termin, oder sagen Sie diesen so früh wie möglich ab, wenn Sie nicht kommen können. Vielleicht kann jemand Ihren Termin nutzen, der sonst länger warten müsste.
- *Zusammenarbeit* Akzeptieren Sie, dass Sie in Ihre Gesundheit Zeit und Mühe investieren müssen, und tun Sie, was der Arzt Ihnen rät. Der Körper ist keine Maschine, die der Arzt einfach reparieren kann, wenn sie mal nicht funktioniert.
- *Ernsthaftigkeit* Gehen Sie nicht wegen jeder Bagatelle zum Arzt, aber im Zweifelsfall lieber früher als zu spät. Viele schwere Krankheiten können erfolgreicher behandelt werden, wenn die Patienten rechtzeitig professionelle Hilfe bekommen.
- *Höflichkeit* Behandeln Sie die Praxismitarbeiter so, wie Sie selbst behandelt werden möchten. Die Arzthelferin ist nicht das «Frollein», das zu springen hat, wenn man es ruft. Und auch der Arzt möchte, dass man ihm mit der Wertschätzung begegnet, die man (hoffentlich) auch Ihnen entgegenbringt.
- *Fairness* Endlich, vielleicht nach einiger Wartezeit, sind Sie an der Reihe. Machen Sie sich gerade jetzt klar, dass Sie nicht der einzige Patient in der Praxis sind. Versuchen Sie so präzise wie möglich zu beschreiben, was Ihnen fehlt. Wenn Sie aber noch eine Frage zur Sache oder etwas nicht richtig verstanden haben, scheuen Sie sich nicht nachzuhaken.
- *Ehrlichkeit* Ärzte haben für fast alles Verständnis, nur Schwindeleien mögen selbst die geduldigsten von ihnen nicht. Sagen Sie es frei heraus, wenn Sie beispielsweise ein Medikament nicht wie besprochen eingenommen haben. Alles andere würde nur Ihrer Gesundheit schaden.
- *Sauberkeit* Für neun von zehn Patienten ist das eine Selbstverständlichkeit. Der Rest hinterlässt mangels Waschlappen, Bad oder Dusche nachhaltige Eindrücke in den Nasen aller Praxismitarbeiter. Das ist nicht ganz fein und nicht ganz fair – aber wirklich sehr leicht zu ändern.

29. Auch Männer kommen in die Wechseljahre

Nein, das stimmt nicht. Männer können angeblich vieles – nur in die Wechseljahre kommen, das können sie nicht. Denn anders als bei Frauen endet bei Männern die fruchtbare Lebensphase im höheren Alter nicht. Auch stellt sich der Hormonhaushalt des Mannes nicht so um, wie das bei Frauen im Verlauf der Wechseljahre passiert. Nur das Sexualhormon Testosteron sinkt bei Männern etwa ab dem 40. Lebensjahr jährlich um rund ein Prozent – ohne jedoch, dass der Mann das auch spüren muss. Aber als Wechseljahre kann man das nicht bezeichnen.

So funktioniert das menschliche Hormonsystem

- *Hormone vermitteln Informationen zwischen den Organen.* Sie sind sozusagen die Briefträger des Körpers. Hormone sparen beispielsweise bei Durst Wasser im Körper ein, sie lassen uns wachsen, indem sie den Stoffwechsel von Muskeln und Knochen regeln. Hormone lassen uns auf Hitze, Kälte, Hunger, Verletzungen und Infekte so reagieren, dass wir trotzdem weiterleben können. Und natürlich steuern sie die Produktion von Eizellen und Spermien, die Befruchtung der Eizellen, die Versorgung des Embryos im Mutterleib, die Geburt und die Entwicklung der weiblichen Brustdrüsen für die «Aufzucht» eines Neugeborenen. Ohne Hormone würde sich zudem niemand verlieben – die Menschheit würde dann vielleicht langsam aussterben.
- *Die meisten Hormone werden in speziellen Drüsen produziert.* Über das Blut gelangen die Hormone in jeden Winkel des Körpers. Hormondrüsen sitzen im Gehirn, in der Schilddrüse und der Nebenschilddrüse, in den Nebennieren, der Bauspeicheldrüse, den Hoden, den Eierstöcken und in einigen weiteren Körpergeweben. Ein Hormon kann mehr als eine

Wirkung haben. Das Stresshormon Adrenalin beispielsweise kann sowohl den Magen ruhigstellen als auch die Durchblutung der Muskeln erhöhen.

- *Hormone müssen exakt dosiert sein.* Die von den Hormondrüsen abgegebenen Mengen an Hormonen sind so klein, dass schon kleinste Abweichungen davon weitreichende Folgen haben können. Damit die Hormonausschüttung vom Körper exakt gesteuert werden kann, gibt es für jedes Hormon einen Produktionsplan. Über diesen Plan wird die Produktion des Hormons genau und nach Bedarf angeregt oder gehemmt.
- *Die oberste Hormondrüse ist der Hypothalamus im Gehirn.* Der Hypothalamus gilt als Schaltzentrale. Im Hypothalamus werden unter anderem Hunger und Durst, Körpertemperatur, Schlaf, die Lust auf Sex und die Nierenfunktion gesteuert. Bei Hitze etwa, informiert der Hypothalamus die Nieren, dass sie weniger Urin produzieren und so Wasser einsparen sollen. Außerdem bekommen wir dadurch das Gefühl, Durst zu haben und beschaffen uns etwas zu trinken.
- *Das limbische System sorgt für Gefühle.* Die Ansammlung spezialisierter Nervenzellen im Gehirn, die das limbische System genannt wird, liegt in räumlicher Nähe des Hypothalamus. Als eines der ältesten Teile des Gehirns sorgt es dafür, dass wir uns in der Umwelt orientieren und angemessen verhalten können. Mit Hilfe des limbischen Systems werden Empfindungen wie Liebe, Freude, Glück, Wut, Aggression, Furcht und Trauer in körperliche Reaktionen übersetzt, so zum Beispiel das Erröten und das Herzklopfen von Frischverliebten und die Fähigkeit des Menschen, bei einer Bedrohung zu flüchten oder sich gegen einen Angreifer zu verteidigen.
- *Die Hirnanhangdrüse (Hypophyse) hängt wie ein Tropfen unter dem Hypothalamus.* Sie bildet spezielle Hormone, deren Aufgabe es ist, andere Hormondrüsen wie die Schilddrüse zu steuern. Beim Mann sorgt die Hypophyse unter anderem für die Entwicklung der Spermien, bei der Frau lässt sie die Eizellen im Eierstock reifen. Das Wachstumshormon Somatotropin

(STH) wird vermehrt im Kindesalter gebildet. Es fördert das Wachstum, indem es die Vermehrung der Zellen steuert. Auch die STH-Ausschüttung wird durch den Hypothalamus gesteuert.

- *In der Schilddrüse entstehen die Hormone Thyroxin und Trijodthyronin.* Damit es dazu kommt, schüttet der Hypothalamus zuerst das Hormon TRH aus. Das TRH wiederum veranlasst die Hypophyse zur Ausschüttung des Hormons TSH. Und das TSH bringt schließlich die Produktion der Schilddrüsenhormone in Gang. Das alleine klingt schon nach einem komplizierten Miteinander, ist aber noch nicht alles. So braucht die Schilddrüse für ihre Hormonproduktion Jod, welches sie aus der Nahrung erhält. Die Schilddrüsenhormone gelangen schließlich über das Blut zu allen Zellen des Körpers. Dort steuern sie unter anderem die Herzarbeit und die Körpertemperatur.
- *Die Nebenschilddrüsen liegen hinter der Schilddrüse.* Sie bilden ein Hormon, das den Kalziumhaushalt des Körpers reguliert. Zusammen mit dem Vitamin D, das der Körper mit Unterstützung von Licht in der Haut bildet, ermöglich das Nebenschilddrüsen-Hormon die Aufnahme von Nahrungskalzium aus dem Darm. Nehmen wir zu wenig Kalzium auf, sorgt das Hormon dafür, dass aus den Knochen Kalzium freigesetzt und ins Blut abgegeben wird. So ist der Kalziumhaushalt stets ausgeglichen.
- *Die Bauchspeicheldrüse produziert das Hormon Insulin.* Es reguliert den Blutzuckerspiegel. Zucker ist für den Körper ein wichtiger Betriebsstoff, ähnlich wie Benzin für einen Automotor. Das Insulin sorgt dafür, dass der Zucker aus dem Blut in die Zellen gelangt und dort zu Energie verarbeitet werden kann. Es muss ungefähr ein Gramm Zucker pro Liter Blut gelöst sein, damit der Körper genug Energie hat, um seine Aufgaben gut erfüllen zu können.
- *Die Nebennieren sitzen wie kleine Kappen auf den Nieren.* Obwohl sie sehr klein sind, produzieren sie lebenswichtige

Hormone. Das Aldosteron beispielsweise hält den Flüssigkeitshaushalt im Gleichgewicht. Das Kortisol erhöht bei einem Mehrbedarf an Energie den Blutzuckerspiegel, indem es Eiweiß in Zucker umwandelt. Und die Hormone Adrenalin und Noradrenalin können in Windeseile alle Organe aktivieren, die das Überleben sichern. Müssen wir zum Beispiel etwas Bedrohlichem – etwa einem schnell herannahenden Auto – aus dem Weg gehen, werden dank dieser Hormone Herz, Lunge und Muskeln in Sekundenbruchteilen für das Abliefern von Höchstleistungen bereitgemacht.

– *Zu den Geschlechtshormondrüsen gehören die Eierstöcke und die Hoden.* In diesen Hormondrüsen werden bei Frauen wie bei Männern die Sexualhormone Östrogen, Progesteron, Testosteron und Androsteron gebildet. Allerdings in unterschiedlichen Mengen, was schließlich zu den geschlechtstypischen Merkmalen von Mann und Frau führt. Ein Übergewicht an Testosteron und Androsteron ist für die männlichen Geschlechtsmerkmale wie Bart und tiefe Stimme verantwortlich. Ein Mehr an Östrogen und Progesteron bewirkt die Entwicklung der weiblichen Geschlechtsmerkmale wie Brüste und eine für den Geburtsvorgang wichtige Verbreiterung des Beckens.

30. Im Alter macht man keine großen Sachen mehr

Nein, das stimmt ganz und gar nicht. Es gibt Menschen, die mit 60, 80 oder 90 und noch mehr Jahren fast so aktiv sind wie in ihren jüngeren Jahren und mitunter sogar Höchstleistungen abliefern. Johann Wolfgang von Goethe beispielsweise schrieb seinen *Urfaust* mit 23 Jahren und bearbeitete den Stoff über die nächsten sechzig Jahre immer wieder neu. Der italienische Philosoph, Mathematiker, Physiker und Astronom Galileo Galilei hatte bereits mehrere herausragende naturwissenschaftliche Entdeckungen gemacht und veröffentlichte dennoch im Alter von

74 Jahren ein weiteres Buch. Sir Mick Jagger, Keith Richards und Charlie Watts sind alle über 72 Jahre alt und spielen als die *Rolling Stones* nach wie vor in ausverkauften Fußballstadien; auch Udo Jürgens und die amerikanische Sängerin Tina Turner sind mit weit über 70 Jahren noch auf lange Konzerttourneen gegangen.

«Es ist nie zu spät, die Dinge zu tun, die du schon immer tun wolltest» Der italienische Komponist Giuseppe Verdi war bereits 77 Jahre alt, als er seine berühmte Oper *Falstaff* zu schreiben begann. Eine ältere Dame namens Grandma Moses machte als Malerin in den USA Karriere, als sie mit über 75 Jahren anfing, künstlerisch zu arbeiten. Die eigentliche Karriere des deutschen Schriftstellers Theodor Fontane begann erst, als er 60 Jahre alt war. Eines seiner berühmtesten Werke – *Effi Briest* – schrieb er mit über 70 Jahren nach einer schweren Krankheit. Und weil auch diese hoffentlich Mut machende Aufzählung irgendwann enden muss: Die Britin Helen Tew segelte im Jahr 2000 mit 89 Jahren in elf Monaten über den Atlantik, nachdem sie 70 Jahre lang von dieser Reise geträumt hatte. Sie starb mit 92 Jahren. In einem Interview gab Helen Tew folgenden Rat: «Höre nicht auf die Pessimisten. Es gibt immer jemanden, der dir erzählen will, dass du etwas nicht tun kannst, weil es zu schwierig oder zu gefährlich sei, weil du zu jung oder zu alt seist. Es gibt keinen richtigen Zeitpunkt für etwas. Tu es einfach. Es ist nie zu spät, die Dinge zu tun, die du schon immer tun wolltest.»

Dagegen macht die Einstellung, man könne nur als junger Mensch Freude am Leben haben, vermutlich viele Menschen älter, als sie tatsächlich sind, sowohl im Kopf als auch in ihren Handlungen. Nichts aber spricht dagegen, noch im Alter kreativ zu sein und auf Außenstehende vielleicht verrückt wirkende Dinge zu tun.

Vorschläge für mehr Spaß und Freude im Alter

- *Mal ausbrechen* Überlegen Sie sich jeden Tag, welche eingeschliffenen Bahnen Sie verlassen könnten, und tun Sie es dann. Kaufen Sie sich das erträumte Segelboot. Gehen Sie keinen Abend schlafen, ohne etwas Interessantes oder Neues gehört, gesehen, gelesen oder selbst erlebt zu haben.
- *Ziellos treiben lassen* Planen Sie den nächsten Tag anders als sonst. Fahren Sie zum Beispiel allein oder mit ihrer Familie oder mit Freunden ohne Ziel drauflos. Halten Sie an, wo Sie wollen und bleiben Sie dort solange, wie Sie wollen.
- *In Ihren Kindheitserlebnissen kramen* Was hat Ihnen früher am meisten Spaß gemacht? Welche Hobbys, welchen Sport oder welchen Blödsinn haben Sie früher gemacht? Drachen steigen lassen, auf Bäume geklettert, reife Kirschen an weiße Häuserwände geworfen, auf Zug-Viadukten herumgekraxelt?
- *Experimentieren* Machen Sie Dinge, von denen Sie immer gedacht haben, dass sie Sie nicht interessieren. Vielleicht finden Sie heraus, dass das gar nicht mehr gilt.

31. Ein hoher Blutdruck ist im Alter harmlos

Nein, das stimmt nicht. Bluthochdruck ist in keinem Alter harmlos. Bis vor einigen Jahren galt für 65-Jährige aufwärts die inoffizielle Faustregel: Wenn das Alter plus 100 dem ersten (systolischen) Blutdruckwert entspricht, ist alles in Ordnung. Nach dieser Regel wäre ein Blutdruck von 170 mmHg/85 mmHg bei einem siebzigjährigen Mann in Ordnung. Doch diese Regel ist überholt. Heute ist klar, dass auch ältere Menschen mit Bluthochdruck Gesundheitsrisiken ausgesetzt sind und ein Wert von 170 mmHg deshalb grundsätzlich nicht harmlos ist. Wer an Bluthochdruck leidet und nicht ausreichend ärztlich behandelt wird, ist ein Kandidat für einen Herzinfarkt oder Schlaganfall. Bluthochdruck gilt als maßgeblicher Risikofaktor für diese Erkrankungen – mehr noch als Diabetes mellitus und dauerhaft erhöhte Cholesterinwerte. Auch dass ältere Menschen den höheren Blutdruck bräuchten, damit durch die angekalkten starren Blutgefäße ausreichend Blut zu den Organen strömen kann, ist ein Mythos und hat nichts mit der Realität zu tun. Der WHO zufolge sollte der Blutdruck deshalb grundsätzlich unter 140/90 mmHg liegen. Genaueres bespricht man am besten mit dem Arzt.

Weitere Irrtümer rund um Bluthochdruck

- *Bluthochdruck erkennt man am roten Kopf:* Falsch! Einen roten Kopf bekommt man, wenn das Gesicht besonders stark durchblutet wird, etwa bei Hitze oder Aufregung. Allerdings: Auch wenn der Blutdruck sehr plötzlich stark ansteigt, kann das bei manchen Menschen zu einem roten Kopf führen.
- *Kaffee führt zu Bluthochdruck:* Falsch! Koffein kann höchstens für kurze Zeit den Blutdruck anheben. Deshalb dürfen auch Menschen mit Bluthochdruck grundsätzlich Kaffee trinken. Bis zu vier Tassen gelten als akzeptabel. Zur Sicherheit sollte aber das Einverständnis des Arztes eingeholt werden.
- *Bluthochdruck bekommen nur Übergewichtige:* Falsch! Übergewicht gehört zwar zu den Hauptursachen von Bluthochdruck, weil unter anderem das Fettgewebe Botenstoffe produziert, die den Blutdruck erhöhen können. Leider schützt Schlanksein aber nicht automatisch vor Bluthochdruck, weil dieser von vielen weiteren Faktoren gefördert wird.
- *Stress verursacht Bluthochdruck:* Falsch! Stress kann zwar zeitweise den Blutdruck erhöhen. Meist braucht es aber weitere Faktoren, damit Bluthochdruck dauerhaft entsteht – wie Diabetes mellitus, Übergewicht, Bewegungsmangel, übermäßigen Alkoholgenuss und besonders salzreiches Essen. Auch eine erbliche Veranlagung spielt bei Bluthochdruck eine Rolle.

Warum ist ein normaler Blutdruck so wichtig? Wenn sich das blutgefüllte Herz bei einem Herzschlag zusammenzieht, pumpt es das Blut durch den Körper. Der Blutdruckwert, der dabei entsteht, heißt Systole. Erschlafft das Herz wieder, füllt es sich erneut mit Blut. Dieser Blutdruckwert heißt Diastole. So geht es von Herzschlag zu Herzschlag immer weiter.

Normal ist der Blutdruck, wenn Systolenwert und Diastolenwert etwa zwischen 105/60mmHg und 140/90 mmHg liegen. Viel weniger als 105/60 mmHg kann zu Schwindel und Schwäche führen, ist aber mit regelmäßigem Sport in der Regel gut in den Griff zu bekommen.

Ein dauerhafter Blutdruck von 140/90 mmHg und mehr dagegen kann zu ernsten Gesundheitsproblemen führen, denn auf Dauer verengt der hohe Druck durch Ablagerungen die Blutgefäße. Die dadurch entstehende Arteriosklerose kann den Blutdruck weiter in die Höhe treiben – ein Schlaganfall oder Herzinfarkt droht. Weil Bluthochdruck lange Zeit unbemerkt bleiben kann, sollten Sie Ihren Blutdruck mindestens einmal im Jahr in der Arztpraxis messen lassen.

Um einen zu hohen Blutdruck zu senken, sollten Sie zunächst Ihren Lebensstil überprüfen: Ernähren Sie sich einigermaßen gesund? Haben Sie Übergewicht? Bewegen Sie sich genug oder machen Sie sogar Sport? Wie ist es mit dem Rauchen? Oft führt schon ein kleiner Dreh der Lebensstilschraube wieder zu einem normalen Blutdruck. Ansonsten kann ein Arzt Ihnen Medikamente verschreiben.

32. Depressionen sind bei Senioren normal

Nein, das ist falsch. Für manche Senioren scheint das Alter eine deprimierende Zeit zu sein. Die Gesundheit lässt nach, Freunde und Verwandte erkranken und immer mehr Zeitgenossen sterben. In dieser Lebensphase kann es verständlicherweise schwer sein, eine positive Einstellung zum Leben zu finden. Doch schwere

Depressionen sind im Alter alles andere als normal. Sie treten sogar weniger häufig auf als im jüngeren Erwachsenenalter. Laut der Studie zur Gesundheit Erwachsener in Deutschland des Robert-Koch-Instituts in Berlin erkranken etwa acht Prozent aller 18- bis 79-jährigen Menschen pro Jahr an einer Depression. Bei der Gruppe 70plus sind es rund sechs Prozent. Lediglich leichtere Depressionen treten bei älteren Menschen zwei bis drei Mal so häufig auf wie bei jüngeren.

Viele Senioren konzentrieren sich auf die positiven Gefühle und Erinnerungen Untersuchungen zeigen, dass sich das emotionale Befinden bis zum Alter von 70 und darüber hinaus verbessert. Sogar Hundertjährige berichten oft von einem hohen Maß an Wohlbefinden, das ergaben amerikanische und deutsche Studien aus den Jahren 2014 und 2006. Die Wissenschaftler hatten von 1993 bis 1995 Piepser an knapp 200 Erwachsene im Alter von 18 bis 94 Jahren ausgegeben. Eine Woche lang wurden die Teilnehmer jeden Tag zu fünf zufällig ausgewählten Zeiten angepiepst und gebeten, auf Fragebögen ihr emotionales Befinden einzuschätzen. Zur Auswahl standen unter anderem Wut, Traurigkeit, Unterhaltung, Langeweile und Freude. Sowohl fünf als auch zehn Jahre später wiederholten die Forscher die Befragung. Das Ergebnis: Mit dem Älterwerden der Teilnehmer verbesserte sich ihre Stimmung, statt sich zu verschlechtern. Entgegen der geltenden Auffassung, die Jugend sei die beste Zeit des Lebens, ist es demnach eher das Jahrzehnt 70plus. Diese Studienergebnisse bestätigen weitgehend die Ergebnisse mehrerer anderer Studien, die allesamt zeigen, dass sich viele Senioren eher auf die positiven als auf die negativen Gefühle und Erinnerungen konzentrieren.

Depressionen im Alter können sich mit Konzentrationsstörungen bemerkbar machen Trotz der ermutigenden Studienergebnisse gehören Depressionen zu den häufigsten seelischen Erkrankungen im Alter. Depressionen können sowohl körperliche Symptome zeigen als auch das konkrete Verhalten und Erleben verändern. Zwar unterscheidet sich die Erkrankung nicht grundsätzlich von Depressionen in jüngeren Jahren, doch alterstypische Besonderheiten können dazu führen, dass eine Depression gar nicht oder erst spät erkannt wird. Zudem haben viele ältere Menschen Probleme, seelische Erkrankungen als etwas Normales zu akzeptieren, was eine frühzeitige Diagnose ebenfalls erschweren kann. Denn fragt ein Arzt nicht gezielt die typischen Symptome ab, bleibt die Depression als grundliegende Erkrankung schon einmal im Verborgenen. Depressionen können sich außerdem durch Konzentrationsstörungen bemerkbar machen und gewisse Ähnlichkeiten mit einer Demenzerkrankung wie Alzheimer zeigen.

Betroffene sollten von sich aus den Arzt ansprechen Betroffene sollten deshalb von sich aus das Gespräch mit einem Arzt suchen, wenn bei ihnen die folgenden Symptome häufiger auftreten oder länger andauern. Zugleich sollten Angehörige nicht zögern, mit dem Betroffenen zu sprechen, und mit ihm gemeinsam über das weitere Vorgehen entscheiden:

- Gefühle von Hoffnungslosigkeit, Hilflosigkeit, innerer Leere, Schuld, Angst, Verzweiflung oder Trauer
- Unfähigkeit, überhaupt Gefühle zu empfinden
- pessimistische Einstellung gegenüber den eigenen Fähigkeiten, dem eigenen Aussehen und den Zukunftsperspektiven
- starke Grübelneigung, ständige Selbstkritik und Konzentrationsschwierigkeiten
- Vermeidung von Kontakten zu Mitmenschen
- Aufgabe von Hobbys
- Probleme mit dem gewohnten Arbeitspensum
- erstarrte Mimik und Gestik, leise und monotone Stimme
- Rastlosigkeit
- Schlaflosigkeit, Appetitverlust, Libidoverlust, schnelle Ermüdung, Schmerzen
- Selbstmordgedanken
- Wahnvorstellungen

Eine pessimistische Lebenseinstellung ist keine Ursache von Depressionen Viele Wissenschaftler glauben, dass bei einer Depression ein bestimmter Teil des Gehirnstoffwechsels gestört ist. Genauer gesagt sind vermutlich die Nervenbotenstoffe Serotonin und Noradrenalin, die die Impulse von Nervenzelle zu Nervenzelle übermitteln, aus dem Gleichgewicht geraten. Entweder sind die Konzentrationen von Serotonin und Noradrenalin erniedrigt, oder die Übermittlung der Impulse selbst ist gestört. Depressionen haben allerdings selten nur eine Ursache. Meist treffen körperliche, seelische und soziale Aspekte zusammen. Neben den Stoffwechselstörungen spielen deshalb auch eine gewisse Veranlagung zu Depressionen, die Persönlichkeit des Kranken sowie seelische und soziale Belastungen eine Rolle. So können zum Beispiel Trauer, Schulden, Arbeitslosigkeit, chronische Überlastung im Alltag und andere kritische Lebensereignisse Depressionen auslösen. Eine pessimistische Lebenseinstellung ist eher keine Ursache von Depressionen.

Depressionen können auch im Alter oft erfolgreich behandelt werden Oft ist es der Hausarzt, der als erster eine Depression feststellt und die Behandlung beginnt. Bei einer schweren Depression, oder wenn nach mehreren Monaten keine Besserung eintritt, wird er seinen Patienten zu einem Facharzt überweisen. Dieser ist in der Regel ein Facharzt für Neurologie und Psychiatrie und/oder Psychotherapie. Depressionen können auch im Alter oft erfolgreich behandelt werden. Zum Einsatz kommen dabei hauptsächlich Arzneimittel und Psychotherapien.

Angehörige und Freunde von Depressiven sind oft in einer schwierigen Lage. Der sonst so vertraute Mensch wirkt plötzlich fremd, sein Verhalten hat manchmal unheimliche Züge. Die folgenden Vorschläge sollen Angehörigen und Freunden den Umgang mit Erkrankten erleichtern.

- *Die Initiative ergreifen* Depressive suchen oft die Schuld für ihren Zustand bei sich selbst und halten einen Arztbesuch deshalb für nicht sinnvoll. Ergreifen Sie die Initiative und ermutigen Sie den Erkrankten zu einem Arztbesuch. Lassen Sie nicht so schnell locker.
- *Unterstützung anbieten* Wenn der Erkrankte erkennen lässt, dass er etwas gegen seine Depressionen tun möchte, dann bieten Sie Ihre Unterstützung an – zum Beispiel indem Sie vorschlagen, ihn zum Arzt zu begleiten.
- *Den Zustand nicht verharmlosen* Reden Sie nicht auf den Erkrankten ein, dass seine Situation nicht so schlimm sei. Aufmunterungsversuche bestärken in einem Depressiven das Gefühl, nicht verstanden zu werden und das Leben alleine nicht im Griff zu haben. Eine Depression ist nichts, was man mit dem bloßen Willen überwinden kann.
- *Keine falschen Ratschläge* Raten Sie einem Depressiven nicht, einfach mal abzuschalten und für ein paar Tage zu verreisen. Eine fremde Umgebung verstört Depressive oft zusätzlich. Auch der Vorschlag, sich zusammenzunehmen, ist keine gute Idee. Ein Depressiver kann dies so wenig leisten wie ein Mensch mit gebrochenem Bein laufen kann.
- *Geduldig bleiben* Auch wenn es schwerfällt: Bleiben Sie geduldig. Erinnern Sie den Erkrankten immer wieder daran, dass Depressionen eine Erkrankung sind und sich heutzutage sehr gut behandeln lassen.
- *Nicht zu viel verlangen* Überfordern Sie den Erkrankten nicht. Gerade am Anfang seiner Erkrankung muss er lernen, seine eingeschränkten Kräfte zu akzeptieren.

- *Die Krankheit verstehen* Machen Sie sich bewusst, dass Erkrankte die Realität durch eine «depressive Brille» wahrnehmen und deshalb mitunter Entscheidungen treffen, die sie nach überstandener Krankheit vielleicht nicht getroffen hätten.
- *Die Therapie im Blick behalten* Achten Sie nach Möglichkeit darauf, dass der Erkrankte seine Medikamente regelmäßig einnimmt und Termine beim Arzt oder Psychotherapeuten einhält. Depressive Menschen neigen dazu, an ihre Heilung nicht zu glauben. Arzttermine empfinden Sie deshalb oft als sinnlos.
- *Selbstmordankündigungen ernst nehmen* Eine häufige Begleiterscheinung bei Depressionen ist die Selbstmordgefahr. Nehmen Sie selbst leise Andeutungen ernst und gehen Sie nicht darüber hinweg. Sprechen Sie darüber mit dem Kranken, denn über Sorgen zu reden, entspannt Depressive wie Gesunde und kann ihnen helfen, die akuten Selbstmordgedanken zu überwinden. Informieren Sie gegebenenfalls aber auch ohne das ausdrückliche Einverständnis des Betroffenen den Arzt. Bis er den Kontakt zum Erkrankten hergestellt hat, sollten Sie bei ihm bleiben, mit ihm sprechen und ihn beobachten.
- *Aktive Begleitung anbieten* Unterstützen Sie den Erkrankten darin, einen geregelten Tagesablauf zu finden, ohne ihn zu bevormunden. Einem depressiven Menschen fällt es oft sehr schwer, sich zu einfachen Aktivitäten aufzuraffen. Eine Hilfe könnte darin bestehen, eine feste Zeit für gemeinsamen Sport zu verabreden.
- *Körperliche Beschwerden richtig einschätzen* Tun Sie körperliche Beschwerden und Ängste nicht als «nur psychisch» ab. Depressive leiden auch körperlich, und selbst leichte Schmerzen und eigentlich undramatische Beschwerden können für den Erkrankten unerträglich werden.
- *Sich nicht überfordern* Wenn Sie einem psychisch kranken Menschen helfen wollen, sollten Sie sich die Belastungen genau klar machen. Besorgen Sie sich so viel Unterstützung, wie Sie brauchen. Sprechen Sie auch mit anderen Angehörigen, zum Beispiel in einer organisierten Angehörigengruppe.

33. Je nach Alter braucht die Haut bestimmte Pflegeprodukte

Nein, das klingt zwar plausibel, ist aber ziemlicher Unsinn und vermutlich die Erfindung von Marketingstrategen. Das Alter spielt bei der Auswahl der Pflegeprodukte grundsätzlich keine entscheidende Rolle. Trockene, fettige, empfindliche und die sogenannte Mischhaut gibt es in jeder Altersgruppe, bei Frauen wie bei Männern. Und die Mittel, die bei den damit verbundenen Hautproblemen Abhilfe schaffen können, sind die gleichen – unabhängig vom Lebensalter.

Um die Haut optimal zu pflegen, sollten Frau und Mann eher auf den individuellen Hauttyp achten als auf das Alter. Hautpflegeprodukte, die vorgeben, auf ein bestimmtes Alter zugeschnitten zu sein und die deshalb möglicherweise besonders teuer sind, werden lediglich geschickt vermarktet. Im schlimmsten Fall wird die Haut mit den Inhaltsstoffen ungeeigneter Pflegeprodukte allerdings nur scheinbar gepflegt, in Wirklichkeit aber gereizt.

34. Je älter man ist, desto gefährlicher ist eine Narkose

Nein, das stimmt nicht ganz. Vollnarkosen sind heute grundsätzlich sicher und gut verträglich. Für manche ältere Menschen kann eine lange dauernde Vollnarkose unter bestimmten Umständen dennoch lebensgefährlich sein. Vor allem sehr alte und gebrechliche Patienten mit vielen Vorerkrankungen können in den Stunden oder Tagen nach einer größeren Operation unter Vollnarkose in das postoperative Delir geraten. Delir bedeutet Verwirrtheit und hat in diesem Zusammenhang nichts mit Alkoholproblemen zu tun. Alte und gebrechliche Patienten mit vielen Vorerkrankungen sind besonders gefährdet.

Ein Patient, der morgens gut ansprechbar ist, kann abends desorientiert sein Patienten im postoperativen Delir wissen beispielsweise nicht mehr, wo sie sich gerade befinden, welcher Tag ist und wer von den vielen Menschen am Krankenbett ihre Angehörigen sind. Dabei können sie sehr erregt und desorientiert sein. Sie versuchen zum Beispiel, Infusionsschläuche zu entfernen oder wollen davonlaufen. Bei einer anderen Form des Delirs sind die Patienten in sich gekehrt, nicht ansprechbar und können kaum mit der Außenwelt in Kontakt treten. Auch Halluzinationen können auftreten, zum Beispiel sehen manche Patienten bedrohliche Gestalten. Die Symptome des postoperativen Delirs sind oft tageszeitabhängig – ein Patient im postoperativen Delir, der morgens gut ansprechbar ist, kann abends komplett desorientiert sein.

Chirurgen operieren gefährdete Patienten unter Teil-Narkose
Ein postoperatives Delir ist statistisch gesehen mit einem hohen Risiko verbunden, im Krankenhaus oder kurz darauf zu sterben. Bei Operationen, bei denen das medizinisch möglich ist, operieren viele Chirurgen deshalb unter einer Teilnarkose. In manchen Kliniken begleitet eine speziell ausgebildete Pflegekraft die Operation, um den Patienten zu beruhigen und darauf vorzubereiten, falls sich während der Operation herausstellt, dass doch eine Vollnarkose erforderlich ist.

In ein postoperatives Delir geraten heute ungefähr sieben Prozent der älteren Patienten – im Jahr 2003 waren es noch rund 40 Prozent. Warum es überhaupt zu einem postoperativen Delir kommt, das auch unter dem Namen Durchgangssyndrom bekannt ist, wird noch erforscht.

35. Die meisten alten Menschen sterben an Krebs

Nein, auch das klingt plausibel, stimmt aber ebenfalls nicht. Aktuell erkranken jährlich etwa 500 000 Menschen in Deutschland neu an Krebs; 221 000 Menschen sterben pro Jahr an einer Krebserkrankung. Trotzdem ist Krebs nicht die häufigste Todesursache im Alter, sondern Herz-Kreislauf-Erkrankungen wie Herzinfarkte und Schlaganfälle und deren Folgen. Rund 40 Prozent aller Todesfälle werden durch Herz-Kreislauf-Erkrankungen verursacht. 92 Prozent der Menschen, die an einer Erkrankung ihres Herz-Kreislauf-Systems gestorben sind, waren 65 Jahre und älter. An einem Herzinfarkt starben beispielsweise im Jahr 2012 etwas mehr als 55 000 Menschen.

Krebserkrankungen bilden jedoch die zweithäufigste Todesursache in Deutschland. Vermutlich spielt bei über einem Viertel aller Verstorbenen in Deutschland Krebs eine Rolle – bei Männern dominieren vor allem Krebserkrankungen der Verdauungs- und Atmungsorgane, bei Frauen der Brustkrebs.

Behandlung von Krebs im Alter

Frauen sind im Durchschnitt 68 und Männer 69 Jahre alt, wenn sie von ihrer Krebserkrankung erfahren. Grundsätzlich ist das Alter für die Behandlung bei Krebs aber nicht ausschlaggebend, denn niemandem wird in Deutschland eine medizinische Behandlung verweigert, weil die Lebenserwartung aufgrund des Alters nur noch gering ist. Krankenkassen und Versicherungen können Ärzten und Kliniken keine Altersgrenzen für die Behandlung ihrer Versicherten bei Krebs vorgeben.

Medizinisch gesehen können Krebskranke in jedem Alter erfolgreich behandelt und dadurch geheilt werden. Maßgeblich für die Entscheidung über die Durchführung einer Behandlung ist aber der allgemeine Gesundheitszustand: Hat der Erkrankte außer der Krebserkrankung noch andere schwere Probleme mit seiner Gesundheit? Wie steht er selbst zu einer Behandlung? Es könnte sein, dass nicht jede Behandlung machbar oder empfehlenswert ist, weil sie den Körper zu stark belasten würde. So können zum Beispiel Nierenerkrankungen dazu führen, dass Arzneistoffe wesentlich länger im Körper bleiben und somit stärker, länger und dadurch schädlicher wirken. Die Entscheidung über die Durchführung beispielsweise einer Chemo- oder Strahlentherapie treffen Arzt und Patient deshalb immer gemeinsam – auch im hohen Alter.

36. Alte Leute sind ständig mürrisch

Nein, das ist ein Pauschalurteil, das nicht stimmt. Natürlich gibt es jene Alten, die stets schlecht gelaunt durch die Gegend stapfen – allerdings gibt es wesentlich jüngere Zeitgenossen, die das auch sehr gut können. Dass die «Kotzbrocken» unter den Senioren allerdings wohl in der Minderheit sind, zeigen die Ergebnisse der Heidelberger Hundertjährigen-Studie, für die über 90 hundertjährige Frauen und Männer ausführlich zu ihrer Lebensqualität befragt wurden.

Trotz ihrer teilweise erheblichen körperlichen Probleme sehen die meisten Hundertjährigen der Studie zufolge ihr Leben positiv. Über acht von zehn Befragten wollen das Beste aus ihrem Leben machen, und für zwei Drittel hat das Leben auch mit hundert Jahren noch einen Sinn. Allerdings bedeuten diese Ergebnisse natürlich nicht automatisch, dass man im Alter nicht auch öfter mal miesepetrig sein darf.

Das Gefühl glücklich zu sein folgt einer Kurve Unterstützung für die Vermutung, dass alte Leute nicht ständig mürrisch und unglücklich sind, kommt von den britischen Ökonomen David Blanchflower und Andrew Oswald. Sie haben Daten zur Lebenszufriedenheit von über einer Million Menschen aus mehr als 70 Ländern untersucht. Ihrer Analyse nach folgt das Gefühl glücklich zu sein einer U-Kurve und nimmt deshalb mit dem Alter sogar zu.

So sind die meisten Menschen in den meisten Ländern im mittleren Alter eher unglücklich, danach steigt ihre Zufriedenheit wieder deutlich an. Als Grund dafür gilt, dass ältere Menschen mehr Freiheiten empfinden und durch ihre Lebenserfahrung wissen, was im Leben wirklich wichtig ist. Sie haben Blanchflower und Oswald zufolge außerdem oft bessere Bewältigungsstrategien für Stress und verspüren keinen Druck mehr, eine Familie gründen oder beruflich Karriere machen zu müssen.

37. Eine tröpfelnde Blase ist im Alter ganz normal

Nein, das ist falsch! Der unfreiwillige Abgang von Urin, der die Betroffenen meist zum Tragen von Einlagen oder Windeln zwingt, ist keine zwangsläufige Geißel des Altwerdens. Der Eindruck, dass nur Senioren darunter leiden, entstammt vermutlich der Tatsache, dass eine tröpfelnde Blase eng mit dem Älterwerden verbunden wird. Und in der Tat haben meist ältere Menschen dieses Problem. Unfreiwilliger Abgang von Urin oder Inkontinenz – so wird das Problem medizinisch auch genannt – kann allerdings Menschen in jedem Lebensalter treffen. Inkontinenz ist auch kein reines Frauenleiden. Etwa jede vierte Frau und jeder zehnte Mann leiden im Laufe ihres Lebens mehr oder weniger stark darunter.

Wie kommt es zu Blasenschwäche?

Eine Blasenschwäche mit Inkontinenz tritt bei vielen Krankheiten unabhängig von Alter und Geschlecht als ein Begleitsymptom einer anderen Erkrankung auf. So kann beispielsweise eine Erkältung Inkontinenz auslösen. Ein veränderter Hormonhaushalt in den Wechseljahren, Übergewicht, schwere körperliche Arbeit, chronischer Husten sowie eine Gebärmutter- oder Scheidensenkung sind die häufigsten Ursachen für Blasenschwäche bei Frauen. Eine Prostatavergrößerung, Harnröhrenverengung, Diabetes mellitus und Morbus Parkinson sind die häufigsten Ursachen bei Männern. Ebenso können Harnwegsinfektionen, Störungen im Mineralhaushalt, Bewegungseinschränkungen und Medikamentennebenwirkungen Inkontinenz auslösen. Frauen leiden zudem oft unter einer sogenannten Stressinkontinenz. Dann führen Husten, Lachen, Treppensteigen und selbst Joggen dazu, dass es aus der Blase tröpfelt oder sogar läuft. Bei der Überlaufinkontinenz bleibt nach dem WC-Besuch noch eine relativ große Menge Urin in der Blase, der irgendwann danach ungewollt abgeht. Plötzliches Zusammenziehen des Blasenmuskels ist die Ursache der Reizblase.

Es gibt mehrere Therapiemöglichkeiten bei einer Inkontinenz

Eine Vorbeugung gegen Inkontinenz setzt bei den Ursachen an: Übergewicht abbauen, chronischen Husten stoppen, nicht mehr schwer heben – das sind die gängigsten Empfehlungen von Urologen. Zudem sollte grundsätzlich nicht schon bei einem leichten Drang sofort das WC aufgesucht werden. Die Blase wird sonst nie richtig mit Urin gefüllt und kommt irgendwann aus der Übung.

Inkontinenz ist recht gut behandelbar – auch im Alter. Es gibt je nach Ursache mehrere Therapiemöglichkeiten. Für eine wirksame Therapie muss zuvor aber die Ursache von einem Facharzt geklärt werden, am besten natürlich von einem Urologen.

Eine leichte Inkontinenz spricht oft gut auf Übungen an, die den Beckenboden stärken. Die Reizblase reagiert oft auf Verhaltenstraining. Helfen diese Übungen nicht, kann der Arzt Medikamente verordnen oder in schweren Fällen eine Operation veranlassen.

38. Im Alter speckt man nicht mehr ab

Nein, das stimmt nicht. Zum Abspecken ist es auch im höheren Lebensalter nicht zu spät – vorausgesetzt natürlich, man hat überhaupt ein ungesundes Übergewicht. Der Blutdruck steigt sonst mit jedem Kilo mehr auf der Waage, das Herz muss immer härter kämpfen, es drohen langfristig Herzinfarkt und Schlaganfall aber auch Diabetes mellitus. Die Gelenke ächzen unter der schweren Last und brüten mit den Jahren ein irreparables Verschleißleiden namens Arthrose aus.

Da die Lust am Essen aber nicht so leicht zu verdrängen ist und Abspecken oft schwerfällt, stellt sich natürlich eine Frage: Lohnt sich unter diesen Gesichtspunkten die Mühe überhaupt? Ja, die Mühe lohnt sich definitiv in jedem Alter, denn:

- **Mit jedem Kilo weniger Gewicht passen die alten Sachen wieder.** Gürtel kneifen nicht länger, Hosen sitzen endlich wieder und Hemden spannen nicht länger auf der Haut.
- **Die Lebensqualität steigt spürbar.** Mit jedem Kilo weniger fühlt man sich leichter, selbstbewusster und zufriedener. Das Spiegelbild lächelt einen endlich wieder an.

Soweit die subjektiven Vorteile des Abspeckens. Es gibt allerdings auch überzeugende gesundheitliche Argumente dafür:

- **Etwa fünf Kilo weniger Gewicht senken den Blutdruck um rund fünf Punkte.** Bluthochdruck ist ein wichtiger Risikofaktor für Herz-Kreislauf-Erkrankungen wie Herzinfarkt und Schlaganfall. Abgespeckte fünf Kilo können deshalb aus einem Blutdruck von beispielsweise 150/95 mmHg rund 145/90 mmHg machen – ein Wert, der noch nicht ideal ist, aber immerhin deutlich verträglicher für Herz und Kreislauf und ein guter Anfang.

- **Eine zehn Prozent niedrigere Cholesterinkonzentration im Blut senkt das Herzinfarktrisiko um etwa zwanzig Prozent.** Übergewicht ist wie Bluthochdruck ein Risikofaktor für Herz-Kreislauf-Erkrankungen.
- **Die Gefahr, zuckerkrank zu werden, sinkt bei der Kombination von gesunder Ernährung und Sport um rund fünfzig Prozent.** Diabetes mellitus kann ernste Spätfolgen haben, darunter Nierenprobleme, Sehstörungen und Durchblutungsstörungen in den Beinen.
- **Mit jedem Kilo weniger sinkt die Belastung für Hüft-, Knie- und Fußgelenke.** Die Gefahr von unwiderruflichen Verschleißerscheinungen – Ärzte sagen Arthrose dazu – sinkt damit deutlich.

Darauf kommt es beim Abspecken wirklich an

- *Realistische Ziele setzen* Ein unrealistisches Wunschgewicht lässt eine Diät fast zwangsläufig scheitern. Eine Figur wie ein dünnes Model ist, wenn überhaupt, nur unter großen Entbehrungen zu erreichen; zudem wird man meist krank dabei. Verständlich ist es auch, wenn nach der überstandenen Quälerei die verpassten Genüsse nachgeholt werden und das Gewicht deshalb wieder deutlich steigt.
- *Keine Radikaldiäten machen* So manche Wunderdiät verspricht Gewichtsverluste, die in Wirklichkeit nicht zu erreichen sind. Kein Mensch kann zehn Pfund in zehn Tagen abspecken. Radikaldiäten werfen außerdem den Stoffwechsel aus der Bahn. Bei einer starken Nahrungseinschränkung schaltet der Körper auf Sparflamme: In einer Art Notbetrieb versucht er, aus den wenigen Kalorien das Optimum herauszuholen und benötigt deshalb auch nach der Diät weniger Energie. Ganz schnell hat man dann die mühsam abgehungerten Pfunde wieder angefut-

tert. Und dann folgt oft die nächste Diät. Und so weiter. Das ständige Auf und Ab des Gewichts, der sogenannte Jojo-Effekt, macht dem Körper und der Psyche schwer zu schaffen. Die Gewichtsabnahme wird so mit jeder Diät schwieriger.

- *Extremdiäten aus dem Weg gehen* Es reicht nicht, weniger zu essen. Je geringer die Nahrungszufuhr, desto wichtiger ist die richtige Lebensmittelauswahl. Einseitigen Diäten mangelt es oft an Vitaminen, Mineralstoffen oder Ballaststoffen. Eine Gefahr für die Gesundheit sind auch Diäten, die den Körper mit großen Mengen an Cholesterin und tierischen Fetten belasten, wie Käse-, Eier- und Fleischdiäten. Sie fördern die Arterienverkalkung und damit langfristig die Gefahr von Herz-Kreislauf-Erkrankungen.
- *Essvorschriften ohne Lerneffekt vermeiden* Viele Diäten sind so extrem oder exotisch, dass sie nichts mit der sonst gewohnten Ernährung zu tun haben. Die Folge: Wenn die Diät beendet ist, hat man nicht gelernt, was an der normalen Ernährung zu ändern wäre, um das Gewicht auch langfristig zu halten.
- *Sich das Genießen gestatten* Das Alles-oder-nichts-Prinzip bringt gar nichts. Es hat keinen Sinn, auf die Lieblingsspeisen völlig zu verzichten. Gönnen Sie sich zwischendurch Ihre Lieblingsgerichte und auch mal eine kleine Leckerei, und genießen Sie diese auch. So lassen sich oft auch Heißhungerattacken abwehren, die mühsam erkämpfte Erfolge gleich wieder zunichtemachen.
- *Nicht im Schlaf abnehmen wollen* Im Schlaf abnehmen oder die Fettpolster wegmassieren, das funktioniert nicht. Auch wenn das so manche Werbung behauptet. Wer abnehmen will, muss bewusster essen und sich mehr bewegen. Einen anderen Weg gibt es nicht.
- *Nicht völlig auf Fett verzichten* Sicher, wer abnehmen will, muss Fett sparen. Aber ganz ohne geht es auch nicht, sonst fehlen die lebenswichtigen Fettsäuren wie Linol- und Linolensäure und die fettlöslichen Vitamine A, D, E und K. Daher gilt: Insgesamt weniger Fett verwenden und hochwertige Pflan-

zenöle und -fette bevorzugen. Gut verpackt sind wertvolle Pflanzenfette in Nüssen und Ölsaaten wie Sonnenblumenkernen und Leinsamen. Sie liefern Vitamine, Mineralstoffe und Fettsäuren gleich mit.

- *Fettfallen erkennen* Den täglichen Fettverzehr einzuschränken ist nicht einfach, denn in den seltensten Fällen erkennt man den Fettgehalt so deutlich wie bei Butter, Öl oder fettem Speck. Ungeahnte Fettmengen verstecken sich auch in Wurst und Käse. Die Devise lautet daher: Brot dick schneiden, Belag dünn. Auch bei der Herstellung von Keksen, Kuchen, Schokolade und anderen Knabbereien wird selten an Fett gespart. Tückisch sind außerdem Saucen, Gratins und alle Gerichte, die mit viel Käse und Sahne verfeinert werden. Schauen Sie beim Einkaufen auf die Liste der Inhaltsstoffe und Zutaten, Sie werden dort so manche Fettfalle entdecken.
- *Keine Mahlzeit einsparen* Eine Mahlzeit ausfallen zu lassen, damit ist nichts gewonnen. Denn der Hunger kommt bestimmt. Was dann zwischendurch genascht wird, wiegt die eingesparte Mahlzeit locker wieder auf.

39. Erwachsene bekommen keine Kinderkrankheiten

Nein, das ist leider ein böses Erwachsenenmärchen, denn manche Menschen weit jenseits ihrer Pubertät glauben tatsächlich, sogenannte Kinderkrankheiten könnten sie nicht mehr treffen. Doch das ist ein mitunter folgenschwerer Irrtum: An Windpocken, Mumps, Keuchhusten, Masern und Co. erkranken tatsächlich immer häufiger auch Erwachsene. Waren zum Beispiel vor rund zehn Jahren noch etwa neun Prozent aller Masernkranken über 20 Jahre alt, sind es heute ungefähr 40 Prozent. Bei Keuchhusten liegt das mittlere Erkrankungsalter bei 42 Jahren. Je älter ein Erwachsener zum Zeitpunkt der Erkrankung ist, desto größer ist häufig das gesundheitliche Risiko.

- *Masern* sind ausgesprochen ansteckend. Deshalb gibt es in manchen Jahren über 3000 Infizierte in Deutschland. Wer schon einmal Masern hatte, ist ein Leben lang gegen das Masernvirus immun. Als Kinderkrankheit gelten Masern, weil wegen der extremen Ansteckbarkeit die meisten Menschen bereits als Kinder erkrankt waren. Maserninfektionen können schwere Infektionen von Gehirn, Hirnhaut, Atemwegen und Innenohren verursachen und bleibende Schäden hinterlassen. Eine Masernimpfung, auch im Erwachsenenalter, verhindert eine Ansteckung.
- *Keuchhusten* kann mehrmals im Leben auftreten, denn eine überstandene Infektion führt nur für etwa 15 Jahre zu einer Immunität. Fast 80 Prozent der Keuchhustenkranken sind über 20 Jahre alt, zudem nimmt die Zahl der Fälle zu: Die Barmer-GEK Ersatzkasse notierte im Zeitraum von 2006 bis 2012 eine Zunahme von rund 6000 auf 9000 Erkrankte. Keuchhusten verursacht vor allem einen lang anhaltenden Husten mit schweren, oft stakkatoartigen Anfällen. Bei Kindern ist als eine Komplikation eine Gehhirnentzündung möglich. Die Ständige Impfkommission (Stiko) am Robert-Koch-Institut in Berlin empfiehlt deshalb eine Keuchhusten-Impfung alle zehn Jahre.
- *Mumps (Ziegenpeter)* lässt die Ohrendrüsen anschwellen und kann zu Hodenentzündungen und dadurch zur Unfruchtbarkeit führen. Auch eine Entzündung der Hirnhäute und der Bauchspeicheldrüse kann auftreten. Über 70 Prozent der Infizierten sind über 20 Jahre alt. Je älter ein Betroffener zum Zeitpunkt der Infektion ist, desto höher ist auch die Komplikationsrate. Die Stiko empfiehlt die Impfung gegen Mumps Lehrern, Professoren und Menschen, die im Ausbildungswesen arbeiten.
- *Röteln* sind relativ selten und eher harmlos – mit dieser Ausnahme: Infiziert sich eine werdende Mutter mit dem Röteln-

virus, kann der Embryo vor allem im ersten Schwangerschaftsdrittel schwere Schäden davontragen. Für Frauen, die grundsätzlich schwanger werden können, wird deshalb die Impfung gegen Röteln empfohlen. Besteht bereits eine Schwangerschaft, ist es für eine Impfung zu spät.

- *Windpocken* bei Erwachsenen nehmen von der Zahl der Fälle her ebenfalls deutlich zu. Im Jahr 2013 waren knapp 30 Prozent der Infizierten in Berlin und den neuen Bundesländern über 20 Jahre alt. Auch Komplikationen wie eine Lungenentzündung und eine Infektion des zentralen Nervensystems mit der Gefahr bleibender Schäden treten deutlich häufiger auf. Die Stiko empfiehlt deshalb für Kinder die Impfung gegen Windpocken – die statistisch gesehen allerdings nicht so sicher schützt wie eine durchgestandene Windpocken-Erkrankung selbst. Erwachsene sollten sich laut Empfehlung der Stiko nur dann impfen lassen, wenn sie beispielsweise an Neurodermitis leiden.
- *Scharlach* verursacht Krankheitszeichen wie eine himbeerrote Zunge, Halsschmerzen, Fieber, Schüttelfrost und einen fleckigen Ausschlag. Ärzte verordnen meist ein Antibiotikum, um das rheumatische Fieber zu verhindern, das eine schwere Entzündung von Herz oder Nieren hervorrufen kann. Eine Impfung gegen Scharlach existiert bisher nicht. Wer einmal Scharlach hatte, kann erneut erkranken.

40. Frauen altern früher als Männer

Nein, das ist Unsinn. Ob Frauen früher altern als Männer oder umgekehrt, lässt sich nicht grundsätzlich sagen. Ein Mensch beginnt generell ab dem 27. bis 30. Lebensjahr zu altern – auch wenn das zu dem Zeitpunkt noch kaum spürbar ist. Doch wo ist eigentlich die Grenze zwischen Alterserscheinung und Krankheit?

Altern ist ein natürlicher Prozess, der mehrere Krankheiten mit sich bringen kann Sobald ein Organ schneller altert als die anderen, beispielsweise nur das Gedächtnis plötzlich deutlich nachlässt oder allein Rückenschmerzen so stark werden, dass jede Bewegung schwerfällt, steckt mit hoher Wahrscheinlichkeit eine Erkrankung dahinter. Alles andere darf weitgehend auf das Alter geschoben werden.

Selbst im höheren Alter haben viele Frauen und Männer lediglich ein paar Zipperlein, ansonsten funktioniert das meiste noch so gut, dass die Lebensqualität nicht entscheidend darunter leidet und man nicht sagen könnte, wer früher oder später altert. Zudem kann der Körper Ausfälle oft relativ gut ausgleichen. Senioren, die unsicher auf den Beinen sind, benutzen meist automatisch einen Stock und fühlen sich damit wieder sicher. Sterben Muskelzellen ab, vergrößern sich benachbarte Fasern oder lernen um, um die bisherige Muskelkraft aufrechtzuerhalten. Ähnliches gilt für Nervenfasern. Selbst die Psyche gleicht sinkende Leistungen in gewissem Rahmen aus: Wer nicht mehr Tennis spielen kann, geht tanzen – und klappt es mit dem Tanzen nicht mehr, spielt man Schach oder Billard. Oder geht zum Seniorenturnen oder Kegeln. Und das gilt für Frauen wie für Männer.

41. Gehirnjogging hält das Gehirn jung

Nein, leider stimmt das nicht – auch wenn es plausibel klingt und die meisten Menschen dieser Aussage deshalb wohl zustimmen würden. Selbst wer mehrere Stunden am Tag ‹Gehirnjogging› betreibt und beispielsweise Sudokus löst oder Schach spielt, kann nach Meinung des Neuropsychologen Prof. Dr. rer. nat. Martin Meyer vom Psychologischen Institut für Lernen und Plastizität des gesunden Alterns der Universität Zürich zwar besser Sudokus lösen und Schach spielen – Gedächtnisleistungen, logisches Denken und die Fähigkeit, Probleme zu lösen, verbessern sich durch das einseitige Gehirnjogging aber nicht.

Echte Herausforderungen halten das Gehirn lebendig Um diese Eigenschaften zu trainieren und das Gehirn dadurch «jung» zu halten, wäre es klüger, sich ein Leben lang immer wieder neuen geistigen Herausforderungen zu stellen. Was das ist, darf aber von Lust und Laune abhängen. Wie wäre es also, mit 65 oder 85 Jahren noch mal Rechtswissenschaften, Mathematik oder Archäologie zu studieren? Oder Saxophon, Schlagzeug oder Klavier spielen zu lernen? Oder wie die Britin Helen Tew mit 89 Jahren alleine über den Atlantik zu segeln? Oder es der Berliner Unternehmerin Heidi Hetzer nachzumachen, die mit fast 80 Jahren im Oldtimer alleine um die Welt fährt? Der Oldtimer ist übrigens ein Hudson, Model *Great eight Coach* und sieben Jahre älter als seine Besitzerin.

Das Gehirn verfügt über Reserven, die nur genutzt werden müssen Warum wäre all das grundsätzlich möglich? Ganz einfach: Das Gehirn eines gesunden Menschen verliert ab dem 60. Lebensjahr kontinuierlich an Substanz, was aber zum normalen Alterungsprozess gehört. Dennoch zeigen viele Menschen bis in ihr höchstes Alter einen bemerkenswert wachen Verstand. Der Grund ist, dass das Gehirn sich auch im Alter noch anpasst, um eine eventuell nachlassende Leistungsfähigkeit wieder auszugleichen. Es verfügt damit über eine Art Reserve, um seine geistigen Fähigkeiten länger zu erhalten.

Schlauer essen macht klüger!

- *Essen Sie nicht wie ein Bauarbeiter* Vor allem, wenn Sie den ganzen Tag sitzen, brauchen Ihr Körper und Ihr Gehirn weniger Kalorien. Alles Überflüssige an Nahrung belastet Ihren Kreislauf und erschwert damit auch das Denken.
- *Essen Sie mäßig aber regelmäßig* Ob es drei große oder fünf kleine Mahlzeiten am Tage sind, ist im Grunde nicht so wichtig. Entscheidend ist vielmehr, dass Sie möglichst «langfristige Kohlenhydrate» zu sich nehmen, wie sie unter anderem in Vollkornbrot und Haferflocken stecken. Ohne den gleichmäßigen und regelmäßigen Nachschub von Glukose aus diesen Kohlenhydraten schalten die Gehirnzellen schneller als nötig auf ein Sparprogramm um.
- *Naschen Sie mit Verstand* Wenn Sie unbedingt naschen müssen, dann wäre eine Handvoll Nüsse eine gute Wahl. Nüsse enthalten mehrfach ungesättigte Fettsäuren sowie die Vitamine E und B und erhöhen deshalb eher die Konzentrationsfähigkeit als sie zu senken. Zwar sind Nüsse wegen der darin enthaltenen Fette relativ kalorienreich, doch als Snacks eignen sie sich allemal mehr als Gummibärchen, Eis, Schokolade oder Rumkugeln.
- *Nehmen Sie im Notfall Traubenzucker* Wenn Sie mal einen Durchhänger haben sollten: Kurzfristig kann ein Täfelchen Traubenzucker das Gehirn für einige Momente leistungsfähiger machen. Traubenzucker gilt als «schnelle Glukose», weil er direkt in die Gehirnzellen schießt und dort wie biologischer Raketentreibstoff wirkt. Wie gesagt: für kurze Zeit, und kalorienreich ist Traubenzucker außerdem.
- *Trinken Sie regelmäßig!* Aber bitte weder Alkohol noch Kaffee, sondern Wasser oder ungesüßten Tee. Denn während man den Durst noch nicht spürt, kann schon ein leichter Flüssigkeitsmangel Konzentrationsprobleme verursachen. Stellen Sie sich eine Flasche Wasser sichtbar in die Wohnung und trinken Sie alle 30 bis 60 Minuten ein kleines Glas davon.

42. Im Alter bekommt man Gicht

Nein, Gicht bekommt man nicht automatisch mit dem Älterwerden. Gicht, früher auch Zipperlein genannt, galt sehr lange als eine typische Krankheit der Reichen, weil Gicht und üppiges Essen in gewisser Weise zusammenhängen. Der Zusammenhang besteht heute zwar immer noch, doch eine üppige Ernährung ist heute in wohlhabenden Industriegesellschaften nicht mehr ein alleiniges Privileg der Reichen. Deshalb ist Gicht heutzutage in Ländern mit höherem Lebensstandard wegen der dort dominierenden üppigeren Essgewohnheiten relativ stark verbreitet, und das in fast jeder Altersgruppe.

Bei Gicht sammelt sich übermäßig viel Harnsäure im Blut an – entweder, weil im Körper zu viel Harnsäure entsteht, oder, weil der Körper nicht genug Harnsäure ausscheidet. Steigt die Konzentration der Harnsäure jedoch an, entstehen winzige Kristallkörper und lagern sich in Gelenken, Schleimbeuteln und inneren Organen ab. Die Harnsäurekristalle lösen unter anderem Gelenkentzündungen aus, die nicht nur sehr schmerzhaft sind, sondern ohne ärztliche Behandlung auch die Gelenke schädigen.

Viel Fleisch und exzessiver Alkoholkonsum können Gicht verursachen – in jedem Alter Zu einem regelrechten Gichtanfall kommt es, wenn der Harnsäurespiegel einen gewissen Wert überschreitet. Plötzlich treten starke Schmerzen auf, meist an einem Gelenk, die schon durch kurze Berührungen zu höllischen Schmerzen werden können. Oft ist typischerweise das Hauptgelenk des Großzehs betroffen. Die schmerzende Region schwillt außerdem an, wird warm und verfärbt sich rötlich. Nach ein paar Tagen klingt der Anfall ab. Wiederholen sich diese Anfälle allzu oft, wird die Gicht chronisch und verursacht dauerhafte Schmerzen und Gelenkveränderungen.

Die grundlegende Ursache von Gicht ist oft eine gewisse erbliche Veranlagung. Eine purinreiche Ernährung – zum Beispiel mit reichlich tierischen Innereien und Fleisch – und exzessiver Alkoholkonsum können Gicht aber in jedem Alter begünstigen.

Um Gicht zu behandeln, werden zunächst die akuten Beschwerden durch spezielle, vom Arzt verordnete Medikamente gestoppt und der Harnsäurespiegel im Blut dadurch auf Normalwerte gesenkt. Eine konsequente Ernährungsumstellung unterstützt die medikamentöse Therapie und hilft, Spätfolgen zu verhindern.

43. Darmverstopfung ist ein typisches Altersproblem

Nein, das stimmt nicht. Alles zwischen einmal pro Tag und einmal pro Woche ist beim Stuhlgang normal – so lautet eine inoffizielle Faustregel. Was als Verstopfung angesehen wird, ist deshalb in vielen Fällen gar keine.

Ansonsten darf man aber auch darauf vertrauen, dass der Darm im Alter nicht automatisch immer träger wird, bis er irgendwann ganz verstopft – zumindest nicht, wenn sein Besitzer grundsätzlich gesund ist. Die wahren Ursachen für eine Darmverstopfung sind Bewegungsmangel, zu wenig Flüssigkeit und eine über einen längeren Zeitraum praktizierte Ernährung ohne viel Ballaststoffe. Auch gänzlich ungewohntes Essen, etwa im Urlaub, allzu hastiges Essen, schmerzende Hämorrhoiden, eine Schilddrüsenunterfunktion und eine Schwangerschaft können eine Verstopfung auslösen. Einige Medikamente, darunter Mittel gegen Bluthochdruck, Husten, Schmerzen, Magenprobleme und gegen die Parkinson-Krankheit können eine vorhandene Verstopfung weiter verstärken. Das alles gilt natürlich für jedes Alter, für jung und alt.

Abführmittel können eine Verstopfung verschlimmern Ist die Darmverstopfung erst einmal da, macht die unkontrollierte Einnahme von Abführmitteln alles meist noch schlimmer, so dass ein Teufelskreis entsteht. Das gilt vor allem dann, wenn seelische Belastungen dazukommen beziehungsweise eine Ursache des Problems sind. Die Darmmuskulatur reagiert meist sehr empfindlich auf seelische Belastungen: So führen Depressionen mitunter zu einer Darmlähmung und Angst zu Durchfall – nicht ohne Grund heißt es statt «Angst haben» manchmal auch «Schiss haben». Wer bereits an Abführmittel gewöhnt ist, sollte deshalb mit dem Arzt besprechen, wie der Darm von dem Mittel entwöhnt werden kann.

Gegen eine Verstopfung helfen oft schon simple Maßnahmen

Gegen eine Darmverstopfung hilft oft schon regelmäßige Bewegung oder Sport: Täglich mindestens 30 Minuten Spazierengehen, Joggen, Walken, Schwimmen, Tanzen oder Yoga haben meist einen sehr zuverlässigen Effekt. Wenn ärztlicherseits nichts dagegenspricht, sollte man mindestens zwei Liter Flüssigkeit pro Tag trinken. Zudem sollte die Ernährung bewusst viele Ballaststoffe beinhalten. Auch Obst und Gemüse, Leinsamen oder Weizenkleie mit viel Flüssigkeit vermischt, Trockenobst wie Feigen, Aprikosen und Pflaumen, außerdem geriebene Äpfel und ab und zu ein Espresso nach dem Essen tragen dazu bei, den Darminhalt weicher zu machen und einer Verstopfung entgegenzuwirken. Vollkornbrot, Obst, Gemüse und Trockenfrüchte enthalten viele Ballaststoffe und können so einen eher trägen Darm wieder in Gang bringen. Auch Buttermilch, Leinsamen und Joghurt fördern die Verdauung.

Obendrein wäre es gut, Stress abzubauen und regelmäßig Entspannungsübungen wie Autogenes Training oder die sogenannte Muskelrelaxation nach Jacobson zu praktizieren. Aus dem Bereich der Pflanzenheilkunde sollen vor allem Sennesblätter, Aloe-Vera-Saft und Rhabarberwurzel bei akuter Verstopfung helfen, ebenso Kümmel, Knoblauch, Hafer, Meerrettich und Fenchel. Führen diese Maßnahmen allerdings nicht über kurz oder lang zum gewünschten Erfolg oder tritt eine Verstopfung plötzlich auf, sollte unbedingt ein Arztbesuch erfolgen.

44. Schlechtes Sehen ist im Alter normal

Nein, derart pauschal formuliert, ist das nicht richtig. Richtig ist allerdings, dass die Augenärzte in Deutschland mit durchschnittlich über 40 Prozent einen besonders hohen Anteil älterer Patienten versorgen. Daten der Barmer-GEK Ersatzkasse zeigen außerdem, dass Augenerkrankungen im höheren Lebensalter zu den häufigsten medizinischen Diagnosen gehören. Auch Operationen an den Augen, beispielsweise wegen der Trübung einer Augenlinse (Grauer Star) sind überdurchschnittlich häufig erst im Alter erforderlich. Doch all das bedeutet nicht, dass man im Alter automatisch schlechter sieht als in jüngeren Jahren. Viele Augenprobleme können zudem mit Hilfe medizinischer Methoden oder mit Unterstützung eines Optikers weitgehend ausgeglichen werden. Allerdings wird vor allem älteren Menschen empfohlen, regelmäßig zum Augenarzt zu gehen, um die Sehfähigkeit überprüfen zu lassen. Denn es besteht beispielsweise zwischen der Sehkraft und der Neigung zu Stürzen ein Zusammenhang: Fast ein Drittel der gestürzten Senioren gibt als einen Grund für den Sturz die Augen an.

45. Krampfadern sind im Alter normal

Nein, das stimmt nicht. Man kann sehr alt werden und keine Krampfadern bekommen. Die Hauptursachen von Venenproblemen, zu denen auch Krampfadern zählen, sind schnell aufgezählt: erstens eine oft vererbte Schwäche des Bindegewebes und zweitens ein ungesunder Lebensstil.

Wer viel sitzt oder steht, die Füße ständig in enge Schuhe zwängt oder Schuhe mit hohen Absätzen trägt, der gibt dem Blut in seinen Beinvenen wenig Freiraum, um störungsfrei zu fließen. Fehlt es auch an regelmäßiger Bewegung oder Sport und lagern auf den Hüften ständig ein paar Kilo zu viel, staut sich das Blut bevorzugt in den Beinen. Und das bleibt nicht lange folgenlos: Das gestaute Blut überdehnt die Venen. Die sonst wie Ventile arbeitenden Venenklappen versagen dadurch bald ihren Dienst und das Blut «versackt» in den Beinen – die Folgen sind dann als Krampfadern sichtbar. Um Krampfadern so gut wie möglich zu verhindern, helfen ein paar einfache Regeln:

- Vermeiden Sie allzu langes Sitzen und Stehen, machen Sie öfter mal eine Bewegungspause.
- Tragen Sie stets bequeme weite Schuhe.
- Verzichten Sie auf Sonnenbäder, Saunagänge und warme Packungen. Die Wärme entspannt auch die Venen, die Entstehung von Krampfadern wird dadurch eher gefördert.
- Bauen Sie gegebenenfalls Übergewicht ab.

Gut für die Venen ist vor allem regelmäßige Bewegung oder Sport. Spazierengehen, Radfahren und Schwimmen fördern den Blutfluss in den Beinvenen, weil die Wadenmuskeln dabei wie eine Pumpe arbeiten und das Blut Richtung Herz zurückbefördern. Kneipp-Anwendungen wie Wassertreten, Kaltwassergüsse und kalte Fußbäder können ebenfalls helfen: Das kalte Wasser aktiviert die Muskulatur der Venenwände und bessert so vor allem das typische Schweregefühl in den Beinen.

Die Behandlung von Krampfadern ist Expertensache Wer allerdings schon Krampfadern hat, muss nicht gleich unters Skalpell: Kompressionsstrümpfe – es gibt sie mittlerweile in vielen Farben – können auch bei ausgeprägten Krampfadern oft etwas bewirken. Regelmäßiges Tragen vorausgesetzt, unterstützen sie ebenfalls die Muskelpumpe in den Beinen und fördern den Blutstrom in den Venen. Rezeptfreie Venenmedikamente und -salben eignen sich meist nur als ergänzende Behandlung.

Operiert werden müssen Krampfadern möglicherweise, wenn sie trotz regelmäßiger Bewegung, Kneipp-Anwendungen und Kompressionsstrümpfen starke Beschwerden bereiten oder ein großes kosmetisches Problem sind. Dabei werden nur noch in schwereren Fällen die veränderten Venen vom Knöchel bis zur

Leiste komplett entfernt. In den meisten Fällen kommen heute wesentlich schonendere ambulante operative Verfahren zum Einsatz.

Die Behandlung von Krampfadern ist in jedem Fall eine Angelegenheit für Experten, denn so ist die Wahrscheinlichkeit für ein gutes Ergebnis am größten. Wichtig ist auch, dass ein auf Krampfadern spezialisierter Arzt zunächst eine Diagnose stellt und erst dann festlegt, welche Behandlung die Beste wäre. Nicht jedes Verfahren ist für jeden Patienten gleich gut geeignet. Gegebenenfalls sollten Sie sich nicht scheuen, eine zweite Meinung bei einem anderen Experten einzuholen.

Venenwalking beugt Krampfadern vor – so wird es gemacht!

Zur Vorbeugung gegen Krampfadern und schwere Beine hat sich das Venenwalking bewährt. Es geht ganz einfach:

- Setzen Sie Ihre Ferse zuerst auf den Boden auf.
- Rollen Sie dann Ihren Fuß vollständig von der Ferse bis zu den Zehen ab.
- Richten Sie Ihre Füße dabei so aus, dass Ihre Fußspitzen zum Ziel zeigen.
- Schwingen Sie dann beim Gehen Ihre angewinkelten Arme rhythmisch mit der rechten Hand zur linken Körperseite und umgekehrt.
- Gehen Sie bewusst Schritt für Schritt und etwas schneller als gewöhnlich. Ihre Schritte sollten bis in die Gesäßmuskeln spürbar sein.
- Gehen Sie zusätzlich mehrmals täglich für ein paar Sekunden in den Zehenspitzenstand.

46. Je älter man wird, desto mehr Falten bekommt man

Nein, das stimmt nicht. Zu welchem Zeitpunkt im Leben man wie viele Falten bekommt, hängt von der persönlichen Veranlagung, den Lebensumständen und dem Lebensstil ab. Falten entstehen in erster Linie durch sonnenbedingte Hautschäden, außerdem durch Muskelbewegungen, Fettabbau und eine gewisse erbliche Veranlagung. Und auch, wenn die Hersteller manch superteurer Cremes es garantieren: Echte Falten können diese Produkte nicht verschwinden lassen. Sehr guter Sonnenschutz ist immer noch das beste Anti-Falten-Mittel – und das gilt bereits ab einem Alter von 30 Jahren.

Für die Beseitigung von Falten gibt es mehrere Möglichkeiten – nicht alle sind frei von Risiken Wer Falten im Gesicht hat und diese loswerden will, findet bei vielen Ärzten weit geöffnete Ohren – Faltenbeseitigung ist ein gutes ärztliches Geschäft. Es gibt dazu mehrere Möglichkeiten – zum Beispiel Auffüllen, Abschleifen, Liften und das Stilllegen von Nerven und Muskeln. Doch man sollte wissen, auf was man sich einlässt:

- Häufig durchgeführt werden **Unterspritzungen der Haut mit Kollagen oder Eigenfett**. Abgesehen davon, dass man unter Umständen mit ein paar Hundert Euro pro Behandlung rechnen muss, gibt es Risiken. So kann das eingesetzte Fremdmaterial zum Beispiel Partikel wie Acrylate enthalten, die der Körper nicht abbauen kann. Selbst nach vielen Jahren noch kann sich das Gewebe gegen diese Fremdkörper wehren und entzünden. Auf Billigbehandlungen im Rahmen von Urlauben in fernen Ländern, wo nicht nur Ärzte diese Behandlungen durchführen, sollte man sich deshalb nicht einlassen – auch wenn der dortige, meist extrem niedrige Preis noch so verlockend ist.
- Mit Substanzen wie **Vitamin-A-Säure und Fruchtsäure** können Teile der obersten Hautschichten abgetragen und so Platz

für frisches, weniger faltiges Gewebe gemacht werden. Aber auch diese Methode birgt Risiken. So beachten beispielsweise nicht alle Patientinnen (und mitunter Patienten), dass nach der Behandlung für zwei Monate Sonnenverbot besteht und sich die Haut entzünden kann, wenn man sich nicht daran hält.

– Auch **Laserbehandlungen**, die bei Falten im Mund- und Augenbereich oft durchgeführt werden, können ihre Tücken haben. Je nach Hauttyp kann es danach zu Rötungen, Infektionen, Narben und Pigmentstörungen kommen.
– Relativ geringe Nebenwirkungen hat die Substanz **Botox**. Botox gilt als eines der stärksten Gifte überhaupt. In winzigen Mengen in die Muskeln unter den Falten injiziert, lässt es aber die Falten vorübergehend verschwinden, weil es die Nerven für ein paar Monate chemisch lahmlegt. Von Fachleuten angewandt, soll eine Botoxbehandlung keine bleibenden Schäden verursachen.

47. Im Alter hat man kaum Freunde

Nein, so formuliert wäre die Aussage zu pauschal. Eine Studie des Kaffee-Konzerns Jacobs zeigt, dass die Mehrheit der Deutschen die engsten Freundschaften zwar in ihrer Jugend schließt. Zwei Drittel glauben aber, dass diese Freundschaften ihr Leben lang halten. Wobei das Alter keinen Unterschied macht.

Es gibt allerdings eine Einschränkung: Je älter man wird, desto mehr Zeitgenossen sterben, alte Menschen haben dadurch immer weniger lebende Freunde. «Im Alter hat man kaum Freunde!» – ein wenig Wahrheit steckt also doch in dem Satz. Vor allem gilt das für Frauen: ihre Lebenserwartung übersteigt die Lebenserwartung von Männern um mehrere Jahre. So bleiben 65-jährigen Männern durchschnittlich noch 13 Jahre Lebenszeit, Frauen im gleichen Alter haben dagegen noch 18 Jahre. Ältere Frauen leben deshalb oft allein. Im Jahr 2014 lebte bereits rund ein Drittel der über 65-Jährigen allein. 45 Prozent der Alleinlebenden sind Frauen, nur 19 Prozent sind Männer.

48. Ein bisschen Verwirrtheit ist im hohen Alter normal

Nein, das stimmt nicht! Verwirrtheit ist weder ein normaler Teil des Älterwerdens noch des Altseins – und Verwirrtheit darf deshalb nicht einfach hingenommen werden. Eine plötzliche oder langsam zunehmende Verwirrtheit – wodurch auch immer sie sich zeigt – entsteht beispielsweise im Zusammenhang mit Medikamenten. Je mehr Medikamente der Körper zu verarbeiten hat, desto wahrscheinlicher ist es, dass es zu Nebenwirkungen und Wechselwirkungen der einzelnen Medikamente untereinander kommt. Auch eine gewisse Austrocknung durch Flüssigkeitsmangel, Infektionen, Stoffwechselentgleisungen wie Diabetes mellitus sowie viele chronischen Erkrankungen können die Ursachen einer Verwirrtheit sein. Eine Verwirrtheit ist deshalb oft heilbar, wenn die Ursache herausgefunden und die Person umgehend fachgerecht behandelt wird. Jede Verwirrtheit, und sei der Mensch auch 100 Jahre alt oder älter, muss deshalb gründlich ärztlich untersucht werden, vom Hausarzt, von einem Neurologen oder einem Internisten. Eine allzu schnelle ärztliche Diagnose wie: «Das ist das Alter!» könnte durchaus eine folgenschwere Fehldiagnose sein.

49. Krebs wächst im Alter langsamer

Nein, das stimmt nicht. Ob eine Krebserkrankung schnell oder langsam wächst, hat mit dem Alter grundsätzlich nichts zu tun, sondern hängt von der Art der Krebserkrankung ab. Von jeder Krebsart – Brustkrebs, Darmkrebs, Lungenkrebs und so weiter – gibt es meist mehrere Varianten und Unterarten, die unterschiedlich aggressiv sind und deshalb schneller oder langsamer wachsen. Der einzige Krebs, der ab ungefähr dem 60 Lebensjahr langsamer wächst, ist der Prostatakrebs.

Allerdings hängt die Frage, wie schnell eine Krebserkrankung fortschreitet, natürlich auch vom Allgemeinzustand des Erkrankten ab. Ein gesunder, körperlich und seelisch fitter vierzigjähriger Patient wird in der Regel gegen eine Krebserkrankung leichter und erfolgreicher ankämpfen können als ein 75-Jähriger, der gesundheitlich ohnehin angeschlagenen ist.

So können Sie das Risiko einer Krebserkrankung verringern

Was angeblich alles vor einer Krebserkrankung schützen soll: Mal sind es Tomaten, mal Äpfel, die man regelmäßig essen soll. Und mal ist es ein angebliches Wundermittel aus den USA, Japan oder China. Doch um das Risiko einer Krebserkrankung so weit wie möglich zu verringern, muss man anders vorgehen.

Manchen Schätzungen zufolge geht ein Drittel der Krebserkrankungen auf eine ungesunde Ernährung zurück. Rauchen, der übertriebene Genuss von Alkohol und allzu häufiges Sonnenbaden ohne Schutz sind weitere Faktoren, die das Risiko einer Krebserkrankung statistisch deutlich erhöhen. Hier kommt eine Liste mit Maßnahmen, die jede für sich dazu beiträgt, dass Sie Ihr Krebsrisiko verringern. Eine Garantie gibt es zwar nicht, versuchen Sie dennoch, möglichst viele dieser Maßnahmen umzusetzen.

– *Das Rauchen aufgeben* Natürlich ist es ein alter Hut, dass Rauchen Lungenkrebs und außerdem Blasenkrebs verursachen kann; wahr ist dieser alte Hut trotzdem. Falls Sie also rauchen, dann sollten Sie es so bald wie möglich aufgeben. Und falls Ihnen das beim ersten Versuch nicht gleich gelingt, probieren Sie es einfach immer wieder. Vielleicht klappt es mit Hilfe von Nikotinpflastern oder Nikotinentwöhnungsmedikamenten aus der Apotheke. Jeder Versuch lohnt sich, denn mit jedem Tag als Nichtraucher sinkt Ihr Krebsrisiko.
– *Wenig Alkohol trinken* Das gilt sowohl für hochprozentige Spirituosen als auch für Bier und Wein. Alkohol begünstigt vor allem die Entstehung von Leber-, Kehlkopf- und Speiseröhrenkrebs. Es gilt deshalb eine Grenze von einem großen Bier, zwei Gläsern Wein oder zwei Schnäpsen pro Tag für Männer. Frauen sollten von allem maximal die Hälfte trinken.
– *Öfter mal Obst und Gemüse essen* Am besten ist es, wenn Sie die Fünf-pro-Tag-Regel beherzigen: fünfmal am Tag eine Portion möglichst frisches Obst oder Gemüse essen. Außerdem sollten reichlich ballaststoffreiche Getreideprodukte auf Ihrem Speiseplan stehen.
– *Das Wohlfühlgewicht halten* Ein ausgewogener Speiseplan und regelmäßige Bewegung sind der beste Weg dorthin. Übertriebene Diäten führen dagegen langfristig zu noch mehr Übergewicht und dadurch zu Gesundheitsproblemen. Sprechen Sie gegebenenfalls mit Ihrem Arzt über das Thema. Es gibt heutzutage Medikamente, die Abspeckpläne unterstützen können.
– *Übermäßige Sonnenbestrahlung meiden* Versuchen Sie vor allem, allzu häufige Sonnenbrände zu verhindern. Denken Sie dabei gegebenenfalls auch an Ihre Kinder oder Enkel, denn die Basis für Hautkrebs wird meist schon in jungen Jahren gelegt, wenn die Haut noch besonders empfindlich ist. Qualitativ hochwertige Sonnenschutzmittel, die keine allergisch wirkenden Substanzen enthalten, bekommen Sie in der Drogerie oder Apotheke.

- *Sicherheitsvorschriften beachten.* Wenn Sie an Ihrem Arbeitsplatz oder im Haushalt mit gesundheitsgefährdenden Stoffen, etwa mit Lösungsmitteln, zu tun haben, dann befolgen Sie die Vorschriften zum Umgang mit diesen Stoffen. Gehen Sie außerdem gleich zum Arzt, wenn es Ihnen nicht gut gehen sollte.

Neben diesen Maßnahmen spielen die Vorsorge und die Früherkennung von Krankheiten eine wichtige Rolle bei der Minimierung des Krebsrisikos. Je früher eine bösartige Erkrankung festgestellt wird, desto besser sind meist auch die Heilungschancen. Aus diesem Grund sollten Sie auch die folgenden Dinge beachten:

- Frauen sollten mindestens einmal jährlich bei einem Frauenarzt einen Abstrich ihres Gebärmutterhalses machen und ihre Brust untersuchen lassen. Eine regelmäßige Selbstuntersuchung der Brust ist zwar ebenfalls sinnvoll, doch sicherer ist natürlich die noch gründlichere Untersuchung durch den Frauenarzt. Wenn Sie über 50 Jahre alt sind, kann außerdem alle zwei Jahre eine Mammographie sinnvoll sein.
- Besprechen Sie mit Ihrem Hausarzt oder Frauenarzt, welche weiteren regelmäßigen Krebsvorsorgeuntersuchungen für Sie sinnvoll sind. Dies können je nach Alter beispielsweise eine Darmspiegelung oder Hautuntersuchungen sein.
- Gehen Sie umgehend zu einem Arzt, wenn Sie eine ungewöhnliche Schwellung an Ihrem Körper bemerken oder eine Wunde nicht abheilen will. Ein Leberfleck, der sich in Form, Größe und/oder Farbe verändert oder zu jucken anfängt, sollte Sie sofort zum Hautarzt führen.
- Schieben Sie ungewöhnliche Beschwerden wie eine andauernde Heiserkeit oder einen chronischen Husten, eine auffällige Veränderung des Stuhlgangs, Probleme beim Wasserlassen oder einen unerklärlichen Gewichtsverlust nicht auf die lange Bank. Diese Symptome könnten ein früher Hinweis auf eine Krebserkrankung sein. Sie sollten deshalb gleich zu einem Arzt gehen.

- Nutzen Sie Schutzimpfungen. Ungefähr jede zehnte Krebserkrankung wird heute von einer chronischen Infektion durch Viren, Bakterien oder Parasiten mitverursacht. Darunter ist auch der Leberkrebs, bei dessen Entstehung das Hepatitis-B-Virus eine große Rolle spielen kann. Eine Schutzimpfung gegen Hepatitis-B-Viren ist grundsätzlich jederzeit möglich. Sprechen Sie Ihren Arzt darauf an.

50. Spätestens mit 70 ist man alt

Nein, das ist Unsinn, denn es gibt keine offizielle Definition von «alt». Höchstens gibt es ein gefühltes «alt», das allerdings in den vergangenen Jahrzehnten immer älter geworden ist. So wurden Anfang der Siebzigerjahre Menschen oft schon mit 50 als alt bezeichnet; heute zählt man häufig erst die 75-Jährigen dazu. Nach der Definition der WHO gilt als alt, wer das 65. Lebensjahr vollendet hat. Allerdings ist auch diese Einteilung nicht überzeugend. Es gibt bekanntlich junge Menschen, die ihrem Verhalten nach alt wirken – und es gibt Menschen, die mit über 80 Jahren vor Vitalität und Jugend geradezu vibrieren.

Warum die Frage, ab wann ein Mensch alt ist, nicht irgendwo festgelegt ist, liegt auch daran, dass noch keine übereinstimmende Beschreibung biologischer Alterungsvorgänge existiert. Altern ist ein sehr individueller Vorgang, und selbst bei den Angehörigen einer Familie können diese Vorgänge unterschiedlich verlaufen. Geschwister, die kurz hintereinander geboren wurden, können auf deutlich unterschiedliche Weise altern. Es bleibt dann noch die Frage, was eigentlich Altern bedeutet.

Eine klare und übereinstimmende Beschreibung biologischer Alterungsvorgänge gibt es nicht In unserer jugendlich dominierten Welt der Medien hat das Altern einen negativen Beigeschmack, der sich meistens auf die negativen Begleitumstände und Folgen des Altwerdens wie nachlassende körperliche und geistige Fähigkeiten, Krankheiten und Tod bezieht. Altern bedeutet aber auch, dass wir zu Erwachsenen werden, um selbst eigene Kinder zu bekommen.

Immerhin gibt es eine Definition für den medizinischen Begriff «alt» – obwohl dieser natürlich willkürlich festgelegt wurde. Demnach beginnt das Alter mit dem 65. Lebensjahr. Bis vor einigen Jahrzehnten waren aber auch Mediziner der Meinung, dass spätestens mit dem 50. Lebensjahr «senile Degenerationserscheinungen manifest werden» – anders ausgedrückt: der alternde Körper zeigt seine Verschleißerscheinungen. Und viele Psychologen sahen früher den Höhepunkt der geistigen Fähigkeiten zwischen dem 30. und dem 45. Lebensjahr, danach, so glaubten sie, würde zwangsläufig der geistige Abstieg folgen.

Fragt man dagegen die Allgemeinheit, wann ein Mensch alt sei, antworteten 50 Prozent der Deutschen: «Wenn man ein Pflegefall wird.» Jeder dritte Deutsche meint dagegen, alt sei man, wenn man starr und unflexibel ist. Die WHO meint, alt sei man, wenn über die Hälfte des eigenen Jahrgangs verstorben sind. Soweit die unterschiedlichen Definitionen von «alt».

Alter als ein kulturelles Konstrukt In einem ist man sich zumindest unter Medizinern weitgehend einig: Wie alt man sich fühlt, hängt sehr viel weniger von den Lebensjahren ab, die man auf dem Buckel hat, als von der mit dem Lebensalter verbundenen sozialen Einordnung. Altsein ist ein kulturelles Konstrukt, eine gesellschaftliche Übereinkunft – an die sich aber niemand halten muss. Die «Generation Happy End», auch *Silver Agers* genannt, will beispielsweise vom Alter gar nichts mehr wissen. «Greis ist geil» – der dazu passende Slogan der Nürnberger Agentur für Generationenmarketing – dürfte allerdings etwas übertrieben sein.

Manche Nationen gehen deutlich entspannter mit dem Thema Alter um Außerhalb Deutschlands sieht man die Altersfrage übrigens häufig deutlich entspannter. In Griechenland beispielsweise ist das Alter mit Weisheit um Geburt und Tod verbunden, wobei das Alter stark durch das Weitergeben von Lebenserfahrung geprägt ist. Die Mafa-Frauen in Nordkamerun nehmen jenseits ihrer fruchtbaren Phase bedeutende Positionen in der Gesellschaft ein. Häufig werden ihnen spirituelle Fähigkeiten zugeschrieben, und sie werden mit zunehmendem Alter interessanter und wichtiger.

Wie auch immer: Ab wann man alt ist, darf getrost jeder für sich selbst festlegen. Ein Leitspruch aus einer Rede des römischen Feldherrn Marc Aurel – von 161 bis 180 n. Chr. als Philosoph auf dem Kaiserthron – könnte dabei helfen: «Die Jugend kennzeichnet nicht einen Lebensabschnitt, sondern eine Geisteshaltung». Oder, um es mit dem Rolling-Stones-Gitarristen Keith Richards zu sagen: «Ich werde nicht älter, ich entwickle mich weiter!»

Altersrekorde in der Tierwelt

Unter optimalen Lebensbedingungen leben Jungen, die heute geboren werden, durchschnittlich 78 Jahre, Mädchen 83 Jahre. Bei unseren nächsten tierischen Verwandten, den Menschenaffen, werden die Schimpansen kaum älter als 50 Jahre, Orang-Utans 59 und Gorillas 60. Ansonsten zeigt der Blick ins Tierreich, dass Alter oft, aber nicht zwangsläufig mit der Körpergröße und der Intensität des Stoffwechsels gekoppelt ist. Große Säuger wie der Elefant können 70 Jahre alt werden, Wale und Esel erreichen sogar die 100-Jahre-Grenze. Schlecht sieht es nach dieser Logik für Winzlinge wie Maus, Maulwurf, Ratte und Hamster aus. Mehr als drei bis vier Jahre bleiben ihnen nicht. Spitzmäuse sind besonders übel dran – ihnen bleiben höchstens 18 Monate Lebenszeit. Logik hin oder her: Methusalemverdächtig sind folgende Erdbewohner: Kakadu, Storch, Brückenechse, Karpfen, Fluss-Perlmuschel und Riesenmuschel (je 100 Jahre), Gänsegeier, Krähe und Sumpfschildkröte (je 118 Jahre), Landschildkröte (137 Jahre), Elefantenschildschildkröte (150 Jahre) und Stör (152 Jahre).

51. Im Alter werden die Haare grau

Nein, das stimmt nicht, die Haare werden im Alter nicht zwangsläufig grau. Deshalb ist auch nicht jeder Mann und jede Frau, die jenseits des 60. Lebensjahrs noch ihre kompletten dunklen Haare auf dem Kopf haben, Konsument von Haarfärbeprodukten – so wie dies Alt-Bundeskanzler Gerhard Schröder im Jahr 2002 von einer Nachrichtenagentur nachgesagt wurde.

Der dunkle Ton von Haaren entsteht durch den Farbstoff Melanin, den der Körper aus dem Stoff Tyrosin selbst herstellt. Allerdings funktioniert der Umbau von Tyrosin zu Melanin nur, wenn der Körper über genug Tyrosinase verfügt. Nun bildet der Körper mit den Jahren immer weniger von diesem Enzym – folglich steht dem Körper immer weniger Melanin zur Verfügung, um neuen Haaren den dunklen Ton zu verpassen. Statt des Melanins lagern sich deshalb Luftbläschen in den Haaren ein – und das lässt die Haare grau erscheinen. Zuerst werden meist die Schläfen grau, dann folgt der Rest der Kopfbehaarung. Danach ergrauen bei Männern der Bart und die Augenbrauen, zuletzt die Körperhaare.

Haare ergrauen nicht wirklich über Nacht Das Ergrauen der Haare läuft meist über mehrere Jahre ab. Der Grund für das angebliche Ergrauen der Haare über Nacht ist übrigens weder ein Schock noch große Trauer. Vermutlich steckt eine Kopfhauterkrankung dahinter, bei der alle farbigen Haare ausfallen und nur die grauen Haare übrigbleiben. Ob das wirklich in nur einer Nacht passiert, darf aber bezweifelt werden.

52. Im Alter wird man nicht mehr süchtig

Nein, das stimmt nicht. Auch ältere und selbst sehr alte Menschen können süchtig und abhängigkeitskrank werden. Und damit ist nicht allein das Klischee von den einsamen alten Damen gemeint, die Beruhigungstabletten schlucken, um ihr Alleinsein besser ertragen zu können – und dadurch einer Medikamentenabhängigkeit den Weg bahnen. Auch relativ viele Männer im höheren Alter ertränken ihr oft relativ ereignisarmes Rentnerdasein in Alkohol. Zudem hat nun die in Teilen den verbotenen Drogen zugeneigte 68er-Generation das Rentenalter erreicht, und nicht jeder Altachtundsechziger lebt heute völlig losgelöst von Marihuana, Cannabis, Heroin, Kokain und LSD.

Ein Viertel der Frauen ab 70 Jahren nimmt Psychopharmaka ein

Am Anfang einer Sucht im Alter stehen oft Schlafstörungen, Ängste, Depressionen oder Schmerzen – und ein entsprechendes, von einem Arzt verordnetes Medikament. Dass die Patienten das Suchtpotential dieses Medikaments oft falsch einschätzen, ist noch nachvollziehbar. Dass manche der verantwortlichen Ärzte dies offensichtlich zu wenig berücksichtigen, ist es nicht.

Und deshalb wundert es nicht, dass den Hauptteil süchtiger Senioren jene Frauen und Männer bilden, die auch ein Stück weit dazu verleitet werden, sich ihr Leben mit Medikamenten und Alkohol erträglicher einzurichten. So trinken einer Studie des Robert Koch-Instituts in Berlin zufolge rund ein Drittel der Männer in Deutschland und knapp ein Fünftel der Frauen im Alter zwischen 65 und 79 Jahren so viel Alkohol, dass ihre Gesundheit dadurch gefährdet ist. Psychomedikamente mit einem hohen Suchtpotential wie Beruhigungsmittel sind dagegen mehr die Domäne von Frauen: Der Berliner Altersstudie zufolge nimmt rund ein Viertel der Frauen ab 70 Jahren Psychopharmaka ein.

53. Irgendwann ist jeder zu alt für Sport

Nein, man ist nie zu alt, Sport zu treiben. Eine Studie der Harvard Universität kommt zu dem Ergebnis, dass es egal ist, ob man bisher Sportler oder Sofaheld war – man gewinnt in jedem Fall an Lebenszeit, wenn man irgendwann im Leben beginnt, Sport zu treiben. Ob dabei zwei Jahre oder nur zwei Monate zusätzliche Lebenszeit herausspringen, lässt sich allerdings nicht sagen.

Eine Studie mit Senioren zeigt, dass ein tägliches Bewegungsprogramm zudem helfen kann, im hohen Alter mobil zu bleiben – eine wichtige Voraussetzung für ein längeres selbstbestimmtes Leben. An der LIFE-Studie haben in den USA über 1600 Senioren im Alter zwischen 70 und 89 Jahren teilgenommen. Alle Teilnehmer hatten Probleme mit ihren Beinen, waren aber in der Lage, 400 Meter an einem Stück zu gehen.

Die Teilnehmer wurden für die Studie zunächst in zwei Gruppen aufgeteilt. Die erste Gruppe besuchte anfangs wöchentliche, später monatliche Fortbildungen zum Thema gesundes Altern. Die zweite Gruppe durchlief zusätzlich ein Sportprogramm, bestehend aus längeren Spaziergängen, leichtem Krafttraining der Beine und Gleichgewichtsübungen. Das Ergebnis: Die Mitglieder der zweiten Gruppe bewegten sich im Durchschnitt pro Woche 105 Minuten mehr als die Mitglieder der ersten Gruppe und blieben im Durchschnitt länger mobil.

Der älteste Marathonläufer erklärte mit 102 Jahren seinen Rücktritt vom Laufsport Dass die Studienergebnisse keine reine Theorie sind, beweisen die vielen älteren, alten und sehr alten Sportler weltweit. So absolvierte beispielsweise die 92-jährige Amerikanerin Harriette Thompson 2015 in San Diego einen kompletten Marathon und kam nach knapp siebeneinhalb Stunden ins Ziel – viele deutlich jüngere Marathoniken brauchen länger. Sie ist damit die älteste Frau, die je einen Marathon absolviert hat. Ältester Marathonläufer ist Fauja Singh, der als erster Hundertjähriger überhaupt einen Marathon bewältigt hat. Singh hatte mit dem Lauftraining erst im Alter von etwas über 80 Jahren begonnen. Insgesamt bestritt er rund 15 Marathon- und Halbmarathonläufe. 2013 lief er sein letztes Rennen und erklärte mit 102 Jahren seinen Rücktritt vom Laufsport. Singh konnte allerdings keine Geburtsurkunde vorweisen, sein Alter gilt deshalb nicht als belegt.

Auch unsportliche Senioren profitieren von einem Trainingsprogramm Natürlich muss es kein Marathon sein, wenn man im höheren Alter Sport treiben will. Walken, Tanzen, Schwimmen, Radfahren, Turnen, Tischtennis spielen – grundsätzlich ist im Alter jeder Sport eine gute Idee, der Ausdauer, Kraft und Körperkoordination gleichermaßen trainiert und kein besonders hohes Verletzungsrisiko beinhaltet. Und natürlich sollte auch der Hausarzt zuvor grünes Licht gegeben haben. Dass sich Sport auch im Alter lohnt, ist allemal klar. Denn zwischen dem vierten und achten Lebensjahrzehnt sinkt auch ohne übermäßig viel Alkohol und Nikotin am Tag die Fähigkeit des Körpers, Sauerstoff aufzunehmen, pro Jahr um ungefähr ein Prozent. Dadurch lässt die körperliche Leistungsfähigkeit nach. Mit Ausdauersport kann man dem aber etwas entgegensetzen. Ein halbes Jahr ein lockeres regelmäßiges Training gleicht auch die konditionellen Folgen einer langen Karriere auf dem Sofa wieder aus. Selbst Senioren, die viele Jahre gar nichts für ihre Fitness getan haben, profitieren von einem solchen Trainingsprogramm.

Für eine Studie wurde eine Gruppe Mittfünfziger, die in den vorangegangenen 30 Jahren Sport konsequent aus dem Weg gegangen waren, in ein langsam aufbauendes Fitnessprogramm mit Laufen, Walken und Radfahren gesteckt. Sechs Monate nach Beginn der Studie waren alle Teilnehmer so leistungsfähig wie 20 Jahre jüngere Kandidaten. Natürlich waren alle Senioren zuvor auf Herz und Nieren untersucht worden. Außerdem wurde die sportliche Belastung über den Sechsmonatszeitraum immer nur langsam gesteigert. So konnte sich der Organismus optimal anpassen, die Leistungsfähigkeit stieg mit der Zeit automatisch.

Mit Sport lassen sich mehrere Lebensjahre gewinnen Wenn auch Sie mindestens zwei Stunden Ausdauertraining pro Woche machen, stärkt das nicht nur Ihre Fitness. Ihr Risiko, an Herz-Kreislauf-Leiden zu erkranken, sinkt ebenfalls. Sofern Sie gleichzeitig das Rauchen aufgeben, ist vielleicht sogar ein biblisch hohes Alter drin. Statistisch belegt ist nämlich, dass beispielsweise ein 45-jähriger Mann, der heute mit Ausdauersport beginnt und fortan konsequent die Finger von den Zigaretten lässt, knapp drei Lebensjahre gewinnt – statistisch zumindest. Bei Frauen ist die Ausbeute an zusätzlicher Lebenszeit sogar noch etwas größer.

54. Sex findet im Alter kaum noch statt

Nein, das stimmt grundsätzlich nicht. In einer Studie des Instituts für Medizinische Psychologie und Medizinische Soziologie der Universitätsklinik Rostock war von den teilnehmenden 63-jährigen Frauen und Männern mehr als die Hälfte mit ihrem Sexleben zufrieden; bei den Teilnehmern um 75 waren es sogar über zwei Drittel, wobei Männer und Frauen ähnliche Antworten auf die Fragen der Wissenschaftler gaben. Allerdings gibt es eine Einschränkung hinsichtlich der Aussagekraft der Studie: Die Studienergebnisse lassen nur zum Teil Rückschlüsse auf «die Senioren» im Allgemeinen zu, da die meisten der Studienteilnehmer in festen Partnerschaften lebten.

Kleine Zärtlichkeiten und körperliche Nähe werden im Alter wichtiger Weitere interessante Ergebnisse der Studie waren: Die Zufriedenheit mit dem Sexleben nimmt bei Paaren mit den Jahren eher zu als ab. Und das, obwohl die sexuelle Aktivität im Alter grundsätzlich eher nachlässt und sich verändert: Nun werden kleine Zärtlichkeiten und körperliche Nähe wichtiger als atemraubender Hochleistungssex.

Die Studie ergab außerdem, dass eine ausgeprägte sexuelle Aktivität in jüngeren Jahren im Alter nicht unbedingt nachlässt. Wer allerdings schon als Junior wenig Interesse an Sex hatte, verliert der Studie nach dieses Interesse als Senior immer weiter – wobei oft chronische Erkrankungen und manche Medikamente die sexuelle Aktivität zusätzlich negativ beeinflussen.

Der Studie zufolge kursieren beim Thema Sexualität im Alter auch zahlreiche weitere Mythen. So denken beispielsweise Zwanzigjährige, im Alter von 50 Jahren sei Schluss mit Sex, Vierzigjährige vermuten das Aus bei 70 Jahren und Fünfzigjährige bei 80 Jahren. Nach der Häufigkeit des Geschlechtsverkehrs wurde in der Studie übrigens nicht gefragt.

Ist Sex im Alter gefährlich für das Herz?

Sex ist für das Herz durchaus anstrengend. Der Blutdruck und der Puls steigen, was die Gefahr eines Herzinfarkts auf die Liste der möglichen Erlebnisse setzt. Eine Studie der Universität Ulm sorgt allerdings für Entwarnung: Die Gefahr eines Herzinfarkts noch während des Geschlechtsverkehrs oder kurz darauf ist vermutlich sehr gering. Das haben die Forscher durch die Analyse medizinischer Daten von über 500 Menschen herausgefunden, die einen Herzinfarkt erlitten hatten. Der größte Teil waren Männer.

Die Belastung des Herzens ist beim Sex nicht höher als beim schnellen Spazierengehen

Die Teilnehmer mussten angeben, wie oft sie vor ihrem Infarkt Geschlechtsverkehr hatten. Das Ergebnis: Nur drei Teilnehmer hatten in der Stunde vor dem Infarkt Sex gehabt. Bei fast vier von fünf Teilnehmern lag der letzte Sex über 24 Stunden zurück. Nach diesen Daten, so die Einschätzung der Forscher, sei es sehr unwahrscheinlich, dass Sex ein bedeutender Auslöser von Herzinfarkten ist. Das sieht wohl auch die Deutsche Herzstiftung so: Ihrer Meinung nach ist die Belastung des Herzens beim Sex ohnehin nicht höher als beim schnellen Spazierengehen.

55. Iss warm und trinke kalt, dann wirst du 100 Jahre alt!

Nein, das ist völliger Unsinn. Natürlich wird niemand 100 Jahre alt, nur weil er immer artig Warmes isst und Kaltes trinkt – sonst wäre die Welt voller Hundertjähriger. Laut dem Statistischen Bundesamt leben allein in Deutschland rund 13 500 Menschen, die 100 oder älter sind. Und wie sollte der lebensverlängernde Trick mit dem warmen und kalten Essen auch funktionieren? Eine wundersame Anpassung der Erbsubstanz durch einen Warm-Kalt-Wechsel, die Ausradierung lebensverkürzender Krankheiten inklusive?

«Iss warm und trinke kalt, dann wirst du 100 Jahre alt!» ist nur ein Trinkspruch, der sich in den Sechziger- und Siebzigerjahren einiger Beliebtheit erfreute. Dabei ging es jedoch nicht um kalte Getränke an sich. Es sollte vor allem der kalte, klare Schnaps nach einem reichlichen Essen begründet werden. «Iss warm und trinke kalt, dann wirst du 100 Jahre alt!» bedeutet deshalb übersetzt in etwa: «Jetzt haben wir reichlich geschlemmt, nun sollte es ein Klarer zum Nachspülen sein!»

Macht warmes Essen am Abend dick? Übrigens macht es für den Körper generell keinen Unterschied, ob man kalte oder warme Nahrung zu sich nimmt. Zwar heizen manche einschlägigen Magazine ab und zu gerne das Gerücht an, warmes Essen am Abend mache dick, aber auch das ist ein Ernährungsmärchen, das vermutlich hilft, jene Magazine zu verkaufen. Der Körper drosselt ja nicht einfach eben mal die Fettverbrennung, weil ihm das Essen zu warm ist, und das immer nur abends. Unser Körpergewicht hängt grundsätzlich von der Menge der aufgenommenen und der verbrauchten Kalorien ab. Ob man abends kalt oder warm isst, macht keinen Unterschied.

56. Je älter man wird, desto schwächer wird das Herz

Nein, das stimmt nicht! Das gesunde Herz eines Achtzigjährigen ist prinzipiell genauso stark belastbar wie das Herz eines 25-Jährigen. Grundsätzlich ermüdet ein gesundes Herz auch bei großer Belastung nicht. Die körperliche Erschöpfung ist durch das Ende der körperlichen Leistungsreserven bedingt, nicht durch das Herz.

Allerdings hat auch das kräftigste Herz seine physikalischen Grenzen. Bei einer Pulsrate von etwa 220 abzüglich des Lebensalters erreicht die Arbeitsleistung eines Herzens ihr Limit. Oberhalb dieser Pulsrate reicht jeweils die Zeit für eine komplette Füllung der Herzkammern mit Blut nicht mehr aus. Die Pumpleistung des Herzmuskels nimmt dadurch zwangsläufig ab.

Ein gesundes Herz ermüdet auch bei Belastung nicht – unabhängig vom Alter Einer zunehmenden Belastung passt sich das Herz deshalb nicht durch einen schnelleren Puls, sondern durch Größenzuwachs an – das Alter spielt dabei grundsätzlich keine Rolle. Das Herz eines Ausdauersportlers kann im Extremfall fast doppelt so groß sein wie ein normales Herz. Weil ein solches, auf Höchstleistungen getrimmtes Herz mit jedem Schlag bis zu 100 Prozent mehr Blut durch den Körper pumpen kann, muss es weniger oft schlagen und arbeitet damit ökonomischer. Pulsraten von 40 Schlägen pro Minute in Ruhe finden sich bei Leistungssportlern deshalb häufig. Ein Triathlon ist wegen dieser extremen Anpassungsfähigkeit des Herzens überhaupt erst möglich. Im

Freizeitsport spielt ein solches ‹Sportherz› keine Rolle; krankhaft, wie häufig angenommen, ist es aber auch nicht.

Pro Woche rund 2500 kcal mit Ausdauersport umzusetzen, fördert die Herzgesundheit optimal Welchen Ausdauersport man für sein Trainingsprogramm wählt, ist nicht entscheidend. Die Zeit, die man damit verbringt, dagegen schon. Wer pro Woche rund 2500 kcal mit Ausdauersport umsetzt, fördert die Gesundheit seines Herzens optimal. Was darüber hinaus getan wird, steigert nur noch die Leistungsfähigkeit. Die Stundenangabe in der folgenden Workout-Tabelle verrät Ihnen deshalb, wie viel Zeit Sie in der Woche für eine optimale Gesundheitsförderung Ihres Herzens mit dem jeweiligen Ausdauersport ungefähr zubringen müssen. Einen ersten Effekt auf die gestiegene Leistungsfähigkeit Ihres Herzens werden Sie vermutlich nach rund sechs Wochen bemerken. Wer sich an die genannte Stundenzahl hält, erreicht nach rund sechs Monaten seinen optimalen Trainingszustand.

	Pro	**Kontra**	**Stunden pro Woche für einen gesundheitsfördernden Effekt (circa 2500 kcal umgesetzt)**
Joggen Walking (schnelles Gehen)	– gleichmäßige und gut dosierbare Ausdauerbelastung; die Geschwindigkeit für einen optimalen Trainingseffekt ist ungefähr richtig, wenn man sich noch unterhalten kann – Überbelastung ist nahezu ausgeschlossen, da die körperliche Leistungsgrenze durch eine Ermüdung der Muskulatur vorgegeben wird – Platz zum Joggen oder Walken findet sich fast überall	– bei Übergewicht hohe Belastung für Knie- und Fußgelenke beim Joggen – beim Joggen oder Walken auf Asphalt sind gute Laufschuhe nötig; ein besserer Jogginggrund ist Waldboden	vier

	Pro	Kontra	Stunden pro Woche für einen gesundheitsfördernden Effekt (circa 2500 kcal umgesetzt)
Inline-skating	– gleichmäßige und gut dosierbare Ausdauerbelastung	– Technik muss erlernt werden, da sonst das Verletzungsrisiko steigt, vor allem, wenn man bereits etwas älter ist – nicht überall ist Platz zum skaten – kein Sport für den Winter in Deutschland	sechs
Radfahren	– gleichmäßige und gut dosierbare Ausdauerbelastung – keine Probleme bei Übergewicht – Probleme in den Kniegelenken und in der Wirbelsäule treten selten auf	– in Großstädten wegen des Straßenverkehrs nicht ungefährlich – bei mehr als sechs Stunden im Sattel ohne Pause kann es bei Männern zu vorübergehenden Durchblutungsstörungen im Genitalbereich kommen – keine Sportart für den Winter in Deutschland	sieben
Schwimmen	– ideales Kraft-Ausdauer-Training – nahezu alle Muskelgruppen werden gleichmäßig gefördert – keine Probleme bei Übergewicht	– bestehende Wirbelsäulenschäden können zu Problemen führen (z. B. Bruststil bei Schäden an der Halswirbelsäule) – Chlorallergie möglich	fünf

	Pro	Kontra	Stunden pro Woche für einen gesundheitsfördernden Effekt (circa 2500 kcal umgesetzt)
Gymnastik	– als Vorbereitung auf Ausdauersportarten unerlässlich – fünf Minuten Stretching aller großen Körperpartien vor jedem Sport sollten sein – fördert sehr gut die Körperkoordination und die Beweglichkeit	– als reiner Ausdauersport eher ungeeignet	– täglich 20 Minuten wirken allgemein stabilisierend auf die Gesundheit – für einen Trainingseffekt sind zwei Stunden Ausdauersport pro Woche zusätzlich erforderlich
Volleyball/ Basketball	– fördert Geschicklichkeit, Körperkoordination und Beweglichkeit	– Ausdauerbelastung eher mittelmäßig – Verletzungsgefahr bei Spielsportarten statistisch höher als bei Ausdauersportarten	fünf

Was dem Herzen gut tut

– *Sport treiben* Ein Trainingseffekt für das Herz ergibt sich schon bei vier Stunden Sport in der Woche. Kontrollierbar ist das an dem tendenziell niedrigeren Puls in Ruhe und unter Belastung. Ausdauersport hat außerdem einen zusätzlichen Schutzeffekt: Wer täglich 300 kcal mit Joggen, Radfahren oder Schwimmen verbrennt, verringert sein statistisches Risiko, an einem Infarkt zu sterben um 60 Prozent.

- *Gesund essen* Die richtige Ernährung hat großen Anteil an einem gesunden Herzen, denn schon zehn Prozent weniger Cholesterin im Blut reduzieren das Herzinfarktrisiko statistisch betrachtet um ein Fünftel. Die gesündeste Küche für das Herz kommt aus mediterranen Ländern: reich an Früchten, Gemüse, Nudeln, Fisch und mehrfach ungesättigten Fettsäuren, arm an tierischen Fettmachern wie Butter und Schmalz.
- *Auf dem Land leben* Nicht der Duft von Heu und Kuhmist tut dem Herzen gut, sondern die Kombination von weniger Stress und mehr Ruhe. Nach einer Studie des Umweltbundesamtes aus dem Jahr 1997 erhöht schon ein dauerhafter Lärmpegel von über 65 Dezibel das Herzinfarktrisiko um 20 Prozent.

Was dem Herzen schaden kann

- *Erkältet Sport treiben* Bei einem Infekt mit Fieber sollte man eine Sportpause einlegen und erst nach der vollständigen Genesung das Training langsam wieder aufnehmen, sonst könnten sich eine Herzmuskelentzündung und in der Folge lebensbedrohliche Herzrhythmusstörungen entwickeln. Und das gilt nicht nur für Senioren: Rund 30 Prozent der plötzlichen Todesfälle unter jungen Sportlern sind auf Komplikationen dieser Art zurückzuführen.
- *Ohne ärztlichen Check-up Sport machen* Wer nach langer Zeit wieder mit dem Sport anfangen will, schaut besser vorher beim Arzt vorbei. Unerkannte Erkrankungen der Herzkranzgefäße sind die häufigste Ursache für einen plötzlichen Herztod bei über 35-Jährigen. Auch Sportler sollten deshalb ab dem 35. Lebensjahr alle zwei Jahre ein Belastungs-EKG machen lassen. Damit lässt sich eine Verengung der Herzkranzgefäße in der Regel frühzeitig erkennen.
- *Hoher Blutdruck* Bei Bluthochdruck muss die linke Herzkammer ständig gegen den erhöhten Druck im Blutkreislauf

anpumpen. Um die dauernde Mehrarbeit bewältigen zu können, verdickt sich der Herzmuskel. Hinkt die Eigenblutversorgung der Herzkranzgefäße diesem Mechanismus aber zu weit hinterher, steigt bei körperlicher Anstrengung wegen des Mehrbedarfs an Blut das Herzinfarktrisiko. Ursachen für Bluthochdruck können neben Rauchen und Übergewicht auch Verengungen der Nierenarterien oder ein zu hoher Salzgehalt in der Nahrung sein. Mindestens zwei Mal im Jahr sollte auch jeder Gesunde seinen Blutdruck kontrollieren lassen.

- *Rauchen* Die Inhaltsstoffe des Rauchs begünstigen die Entstehung von Arteriosklerose. Da verkalkte Herzkranzgefäße aber nun mal keine optimale Blutversorgung mehr zulassen, erhöht sich mit jeder Zigarette das Herzinfarktrisiko. Wer das Rauchen aufgibt, verringert sein Risiko, einen Herzinfarkt zu erleiden, binnen fünf Monaten etwa um die Hälfte.
- *Essen bis zum Umfallen* Übergewicht kann das statistische Risiko erhöhen, an einem Herzinfarkt zu sterben. Abnehmen alleine garantiert aber auch kein langes Leben. Eine Langzeitstudie des Departement of Health and Human Performance der Universität Huston/Texas in den USA an über 21 000 Männern ergab, dass Schlanksein nur in Kombination mit körperlicher Fitness die Gefahr einer Herzerkrankung senkt.

57. Im Alter sollte man keine langen Flugreisen mehr machen

Nein, das stimmt nicht. Auch in fortgeschrittenem Alter muss man auf Flugreisen nicht verzichten. Senioren sollten lediglich längere Reisen im Flugzeug gut planen, denn während eines Fluges entspricht der Luftdruck an Bord dem Luftdruck in einer Höhe von etwa 2400 Metern. Wie im Gebirge werden Herz und Kreislauf dadurch stärker gefordert als sonst. Trockene Bordluft und langes Sitzen in beengter Umgebung, dazu die Hektik am Flughafen, der Klimawechsel und eine mögliche Zeitverschiebung am Reiseziel belasten zusätzlich. Vor allem, wer chronische Krankheiten oder altersbedingte Beeinträchtigungen hat, sollte sich vor der Abreise gut über die Reisebedingungen informieren.

Und so lassen sich lange Flugstrecken gut überstehen:

- **In der Nebensaison reisen** Senioren haben den Vorteil, nicht an Ferienzeiten gebunden zu sein. In der Nebensaison herrscht nicht nur weniger Gedränge auf dem Flughafen oder bei Touristenattraktionen am Ziel und die Wartezeiten sind kürzer. Außerhalb der Saison zu verreisen ist auch günstiger.
- **Bequeme Flugzeiten wählen** Achten Sie bei der Flugbuchung darauf, dass Sie tagsüber und nicht mitten in der Nacht losfliegen oder ankommen. Gerade in fortgeschrittenem Alter fällt es vielen Menschen schwer, nachts oder früh morgens einen strapaziösen Flug anzutreten. Stellen Sie sicher, dass Sie in der Nacht vor dem Abflug schlafen können. So werden Sie am ehesten entspannt am Urlaubsort ankommen.
- **Sitzplatz gezielt aussuchen** Ganz gleich, ob Sie Economy, Business oder First Class fliegen – wählen Sie gleich bei der Reservierung einen Sitzplatz aus, der Ihnen erlaubt, die Beine auszustrecken. In der normalen Economy Class ist das zum Beispiel oft die Sitzreihe vor den Ausgängen. Und wenn Sie das Geld dafür ausgeben wollen: Viele Fluggesellschaften bieten mittlerweile gegen einen Aufpreis Sitze mit größerem Beinfreiraum in der sogenannten Economy Plus Class an.
- **Gepäckservice benutzen** Viele Reiseveranstalter und Fluggesellschaften haben einen Gepäckservice von Haus zu Haus. Das heißt, dass Sie Ihr Gepäck gegen Gebühr von zu Hause abholen lassen und es im Hotel wieder in Empfang nehmen können. Somit ersparen Sie sich die anstrengende Schlepperei am Flughafen. Fragen Sie bei der Buchung im Reisebüro, ob Ihr Reiseveranstalter einen solchen Service anbietet.
- **Regelmäßig trinken** Trinken Sie während des Fluges regelmäßig, möglichst Wasser oder ungesüßte Tees, um den relativ

hohen Flüssigkeitsverlust durch die trockene Bordluft auszugleichen. Gegen ein Glas Sekt oder Wein ist während einer Flugreise nichts einzuwenden, übermäßiger Alkoholgenuss dagegen würde die Austrocknung des Körpers fördern.

- **Leicht essen** Nehmen Sie an Bord keine schweren und üppigen Mahlzeiten zu sich. Essen Sie möglichst leicht, Salate zum Beispiel oder Geflügel. Bei einigen Airlines können Sie Ihr Bordmenü vor dem Flug auswählen – nutzen Sie diese Möglichkeit.
- **Achtung Hormone** Wenn Sie aus welchem Grund auch immer Hormone einnehmen, kann es sein, dass Sie die Einnahme der Zeitverschiebung anpassen müssen. Wenn Ihr Tag durch die Reise mehr als acht Stunden «länger» wird, kann es sein, dass Sie eine Pille extra nehmen müssen. Für individuelle, auf Sie zugeschnittene Informationen sollten Sie vor der Reise mit Ihrem Arzt sprechen.
- **Rechtzeitig auftauchen** Wenn Sie am Reiseziel tauchen gehen, sollte Ihr letzter Tauchgang mindestens 24 Stunden vor dem Rückflug oder einem Weiterflug beendet sein. Denn solange können in Ihrem Körper noch Stickstoffblasen durch den niedrigen äußeren Luftdruck an Bord eines Flugzeugs ausperlen und Schäden nach Art der Taucherkrankheit hervorrufen.
- **Thrombose vorbeugen** Auf dem Flug werden die Beinvenen stärker als sonst belastet. Damit Ihre Beine nicht anschwellen und Sie Ihr Thromboserisiko minimieren, sollten Sie während des Fluges mindestens ein Glas Wasser pro Stunde trinken – sofern ärztlicherseits nichts dagegen spricht. Alkohol ist keine gute Idee, er führt zu Flüssigkeitsverlust.
- **Viel bewegen** Eine Übung für eine gute Blutzirkulation in den Beinen, die sich zur Thrombosevorbeugung eignet, geht so: Füße flach auf den Boden stellen und von den Fersen auf die Zehenspitzen hin und her wippen, so dass die Wadenmuskeln sich anspannen. Ab und zu umhergehen und die Beine nicht stundenlang übereinanderschlagen. Wer unter Herz-Kreislauf-

oder Atemwegsproblemen leidet oder schon einmal eine Thrombose hatte, sollte vor langen Reisen mit dem Arzt über Maßnahmen wie Reise-Stützstrümpfe sprechen.

- **Medizin in Handgepäck verstauen** Nehmen Sie wichtige Medikamente in ausreichenden Mengen mit. Nicht immer können Sie ein Medikament problemlos im Urlaubsort bekommen. Außerdem sollten Sie daran denken, Ihre Medizin im Handgepäck zu verstauen. Falls Ihr Koffer verloren geht oder verspätet ankommt, haben Sie kein Problem mit ihrer Medikation.
- **Den Arzt fragen** Wenn Sie an Bluthochdruck oder Herzrhythmusstörungen, Asthma, Lungenemphysem, Diabetes mellitus, Schilddrüsenproblemen oder Krebs leiden, sollten Sie vor der Reise mit Ihrem Arzt besprechen, ob Sie für den Flug spezielle Vorkehrungen treffen müssen.

58. Je älter man wird, desto schwerer fällt das Erlernen neuer Dinge

Nein, das ist zum Glück nicht richtig. Wir können bis in unser hohes Alter neue Dinge lernen. Genau genommen nimmt mit den Jahren nämlich nicht die Lernfähigkeit ab, sondern höchstens die Lerngeschwindigkeit. Generell gibt es aber in allen Altersgruppen gewisse Unterschiede bei der Lernfähigkeit. So lernen Kinder im Vorschulalter zum Beispiel anders als Kinder in der Grundschule. Und Gymnasiasten lernen anders als Grundschüler.

Doch selbst wenn ältere Menschen nicht mehr so schnell lernen können wie jüngere: Ihre vielen Jahre an Wissen und Erfahrung, oft verbunden mit der Fähigkeit, Probleme auf ureigene Art anzupacken, gleicht das wieder aus. Bei vielen Siebzigjährigen beispielsweise sind die Unterschiede zu Jüngeren so gering, dass sie als Arbeitskräfte die gleichen Aufgaben wie Jüngere erledigen könnten – wenn man sie denn ließe, vorausgesetzt sie wollten das überhaupt.

Die Lerngeschwindigkeit lässt sich trainieren Oft ziehen ältere Menschen in puncto Lerngeschwindigkeit sogar an Jüngeren vorbei, weil es ihnen deutlich leichter fällt, neue Informationen in ihr breites Erfahrungswissen einzuordnen. Auch die Fähigkeit, sich auszudrücken, bleibt bis ins hohe Alter identisch. Die Sprachgewandtheit Älterer gilt sogar als höher als bei jüngeren Menschen. Am Ende ist es also vermutlich eher die Selbsteinschätzung, die manche Senioren dazu bringt, sich mit Neuem gar nicht erst zu beschäftigen, als das fortgeschrittene Alter.

Dass sich selbst die Lerngeschwindigkeit im Alter trainieren lässt, zeigt übrigens dieses Experiment: Für eine Studie musste eine Gruppe von Arbeitnehmern zwischen 50 und 60 Jahren zehn Stunden lang Lernexperimente machen. Im Ergebnis schnitten sie genauso gut ab wie ihre halb so alten Kollegen. Einige Monate später wurden sie erneut zu Tests gebeten. Auch diesmal waren sie mit ihren jüngeren Kollegen gleichauf, brauchten aber ein Fünftel weniger Zeit dafür. Bei einer Vergleichsgruppe, die absichtlich im Glauben gelassen worden waren, sie würden langsamer lernen als Jüngere, blieb die Lernleistung dagegen unverändert.

Für die Schnelligkeit, mit der man etwas Neues erlernt, ist also nicht unbedingt das Alter ausschlaggebend. Es wäre deshalb nicht korrekt, ab einem gewissen Alter kleine Fehlleistungen auf das Alter zu schieben. Trotzdem passiert das natürlich ständig: Steht beispielsweise eine Frau um die 70 Jahre an einem Fahrkartenautomaten – nehmen wir den Automaten am Münchner Flughafen – und kann nicht sofort damit umgehen, zweifeln wir schnell an ihren Fähigkeiten: Die Technik ist zu modern für die alte Dame, sie versteht einfach nicht so schnell, wie man den Apparat bedient. Hat dagegen eine 22-jährige Touristin die gleichen Probleme, heißt es meist: Diese Fahrkartenautomaten sind einfach benutzerfeindlich.

Michelangelo hat die Kuppel des Petersdoms im Alter von 70 ausgemalt Dass weder die Lernfähigkeit noch der Lernwille im

Alter nachlassen müssen, zeigen auch die vielen Senioren, die Online-Kurse machen, Vorlesungen in Universitäten besuchen, Chinesisch lernen oder eine Ausbildung zum Ingenieur oder Rechtsanwalt machen. Manche ältere Menschen starten weit im Rentenalter auch ein Unternehmen oder eine neue Karriere. Und sie sind absolut nicht allein: So manche Künstler, Schriftsteller und Geschäftsleute haben einige ihrer größten Erfolge im späteren Leben gehabt. Michelangelo etwa hat die Kuppel des Petersdoms im Alter von 70 Jahren ausgemalt. Warren Buffet ist mit über 80 immer noch ein aktiver Aktionär und Investor.

Dass Senioren nicht auf das Abstellgleis gehören, begreift so langsam auch die Wirtschaft, denn Deutschlands engagierteste Arbeitnehmer sind die über 60-Jährigen. Sie sind motivierter und engagierter als viele Jüngere. Das jedenfalls hat eine repräsentative Umfrage der Wirtschaftsprüfungs- und Beratungsgesellschaft EY ergeben. Demnach sind deutlich über zwei Drittel der Arbeitnehmer ab 61 Jahren nach eigener Aussage hoch motiviert bei der Arbeit. Bei den Arbeitnehmern bis maximal 20 Jahre kann sich dagegen nur jeder Vierte wirklich für seine Arbeit begeistern. Für die *Jobstudie 2015* hatte EY mehr als 2200 Arbeitnehmer in Deutschland befragt. Über dem Durchschnitt lagen die Älteren aber nicht nur bei der Motivation, sondern auch bei der Zufriedenheit mit der Arbeit. Mehr als zwei Drittel bezeichneten sich sogar als «uneingeschränkt zufrieden» – das waren so viele wie in keiner anderen Altersgruppe.

59. Je älter, desto steifer die Gelenke

Nein, das ist falsch. Gelenke können – trotz altersbedingtem Verschleiß – bis ins höchste Alter beweglich bleiben. Voraussetzung dafür ist allerdings, dass der Eigentümer der Gelenke etwas dafür tut und sie geschmeidig hält. So lassen sich Steifigkeit und Schmerzen in Knien, Schultern und Hüften vorbeugen:

- **Aktiv bleiben** Bewegung tut den Gelenken gut. Beim Laufen, Radfahren, Schwimmen und anderen gemäßigten Sportarten werden sie stärker durchblutet. Der Gelenkknorpel, der das reibungsarme und schmerzfreie Gleiten der Gelenkanteile erst möglich macht, wird besser mit der Gelenkschmiere versorgt, die den Knorpel ernährt und seine Oberfläche gleitfähig macht. Regelmäßiger Sport und Bewegung kräftigt auch jene Muskeln, die die Gelenke unterstützen und entlasten sollen. Ideal ist, wenn man in seinen Alltag möglichst viel körperliche Aktivität einbaut. Wer ständig am Schreibtisch oder auf dem Sofa sitzt, sollte beispielsweise mehrmals in der Stunde kurz aufstehen und umhergehen.
- **Haltung zeigen** Ob Sie nun stehen oder sitzen: Achten Sie stets auf eine aufrechte Haltung, damit sich die Muskeln nicht verspannen und die Gelenke nicht länger falsch belastet werden. Denn falsche Belastung kann einen vorzeitigen und schmerzhaften Gelenkverschleiß verursachen.
- **Leichter leben** Wer zu viele Pfunde an Körpergewicht mit sich herumträgt, bürdet vor allem seinen Hüft- und Kniegelenken größere Lasten auf, als sie ein langes Leben lang klaglos tragen können. Wer deutlich übergewichtig ist, sollte deshalb versuchen abzunehmen und bei diesem Vorhaben nicht aufgeben. Das Motto dabei: Jedes Kilo weniger zählt! Viele Hausärzte bieten dabei Unterstützung an.
- **Klug essen** Um Entzündungen in den Gelenken durch Gelenkverschleiß vorzubeugen, sollte die Ernährung möglichst selten aus Fleisch, Wurst und Eiern und dafür mehr aus Ge-

müse und Fisch bestehen. In fetten tierischen Nahrungsmitteln wie Fleisch und Wurst ist oft viel Arachidonsäure enthalten, aus der der Körper entzündungsfördernde Stoffe bildet. Obst und Gemüse enthalten dagegen keine Arachidonsäure.

- **Mit jeder Gelenkverletzung zum Arzt gehen** Jede Gelenkverletzung sollte fachärztlich behandelt werden. In relativ leichten Fällen wie einem verstauchten Knöchel reichen oft simple Maßnahmen wie eine Eispackung oder die Ruhigstellung. Schwerere Verletzungen gehören ohne Ausnahme umgehend in Facharzthände. Eine falsche oder zu späte Behandlung kann bleibende Schäden am Gelenk zur Folge haben.
- **Gelenkfehlstellungen rechtzeitig korrigieren lassen** X- und O-Beine können die sogenannte Gelenkkette des Beins, die aus Hüft-, Sprung- und Kniegelenken besteht, übermäßig und außerdem falsch belasten. Ein schnellerer Gelenkverschleiß ist die Folge, verbunden wiederum mit Schmerzen. Gelenk-Fehlstellungen sollten daher korrigiert werden. Oft gilt dabei: je früher, desto besser.

60. Leistungssport ist nichts für Senioren

Nein, das stimmt nicht. Im Alter lässt zwar die Elastizität des Bindegewebes ein wenig nach, die Gelenke werden vielleicht steifer und das Herz und der Kreislauf sind weniger anpassungsfähig – die Ausdauerfähigkeit und damit eine der Voraussetzungen, um Leistungssport betreiben zu können, lässt sich aber bis ins höchste Alter trainieren. Auch kann sich der Körper bis ins höchste Alter von anstrengendem Sport erholen. Das alles sind gute Voraussetzungen, um auch im Alter Leistungssport zu betreiben.

Noch in den Achtzigerjahren glaubten Wissenschaftler, dass die körperliche Leistungsfähigkeit etwa ab dem 30. Lebensjahr stetig sinken würde. Doch die Leistungen einzelner Sportler lassen vermuten, dass mit entsprechendem Training die Leistungsfähigkeit bis zum 75. Lebensjahr relativ konstant bleibt und erst danach ein deutlicher, altersbedingter Leistungsknick kommt. Studien haben außerdem gezeigt, dass sich neben der Ausdauer auch die Kraft und die Schnellkraft im Alter noch sehr gut trainieren lassen.

Erfolgreiche Senioren gibt es in vielen Leistungssportarten Wie diese Erkenntnisse in der Realität aussehen, zeigt beispielsweise der Radsport: Bei den Senioren-Radweltmeisterschaften starten mehrere über neunzigjährige Teilnehmer, die fast täglich 40 bis 50 Kilometer auf dem Rad trainieren. Fahrer aus der Altersklasse über 60 sind in manchen Rennen der Vierzigjährigen dabei. Insgesamt liegt das Trainingspensum erfolgreicher Radsport-Senioren im Jahr bei bis zu 30000 Kilometer. Aber auch in anderen Sportarten gibt es Ausnahmeathleten fortgeschrittenen Alters: Die Profi-Tennisspielerin Martina Navratilova beispielsweise gewann im Jahr 2006 im Alter von knapp 50 Jahren bei den US-Open einen Grand-Slam-Titel im gemischten Doppel.

61. Man ist immer so alt wie sein Herz

Nein, das ist ein alter Spruch und grundsätzlich eher Unsinn. Man findet in manchen Medien zwar immer mal wieder Tests, ähnlich dem Test unter www.herzalter.de, die das Alter des Herzens verraten sollen. Aus seriöser ärztlicher Sicht lassen solche Tests aber viele Aspekte unberücksichtigt. Das Herz und die Blutgefäße altern und erkranken – falls überhaupt – häufig schleichend über viele Jahre und Jahrzehnte. Tests wie www.herzalter.de ersetzen deshalb keine ärztliche Diagnose, die kann ohnehin nur ein Arzt stellen. Allenfalls können solche Tests ein Problembewusstsein für eine allzu ungesunde Lebensweise schaffen, mehr nicht. Aber das allein erfüllt eine wichtige Funktion.

Herzinfarkt und Schlaganfall sind die Haupttodesursachen in Deutschland Herz-Kreislauf-Erkrankungen wie Herzinfarkt und Schlaganfall sind vor Krebserkrankungen die Todesursache Nummer eins in Deutschland. Zu den Risikofaktoren, die ein Herz besonders schnell erkranken lassen, gehören vor allem Bluthochdruck, hohe Blutfettwerte wie hohes Cholesterin, Übergewicht, andauernder negativer Stress und Stoffwechselkrankheiten wie Diabetes mellitus. Um diese Risikofaktoren zu minimieren, muss man zunächst einmal wissen, dass man sie hat. Der Herzalter-Test kann hier der erste Schritt zur Erkenntnis sein, der anschließend zum richtigen Handeln führt. Oder anders gesagt: Mach den Test und wenn du schlecht abschneidest, sprich mit deinem Hausarzt!

Ein hohes Herzalter im Test wäre übrigens keine Katastrophe, denn man kann viel Gutes für sein Herz tun. Der WHO zufolge lassen sich vier Fünftel der Herzerkrankungen durch einen gesünderen Lebensstil verhindern. Eine maßgebliche Rolle spielen dabei – wer hätte das gedacht? – Bewegung und eine gesunde Ernährung.

Interessante Fakten zum Herz

- *Das Herz ist der wichtigste Muskel des Körpers* Es wiegt bei Erwachsenen etwa 300 Gramm und ist ungefähr so groß wie die Faust seines Besitzers. Bei durchschnittlicher Lebensdauer schlägt das Herz rund drei Milliarden Mal und pumpt 250 Millionen Liter Blut durch den Körper.
- *Herzprobleme sind die häufigste Todesursache* Erkrankungen des Herz-Kreislauf-Systems sind mit einem Anteil von rund 66 Prozent die Todesursache Nummer eins in Deutschland. In Zahlen für das Jahr 2013 ausgedrückt waren das ungefähr 354 500 Todesfälle, weltweit sterben jährlich über 17 Millionen Menschen an Krankheiten des Kreislaufsystems. Meist sind ältere Menschen betroffen: Über 90 Prozent dieser Verstorbenen war 65 Jahre oder älter.

- *Die Koronare Herzkrankheit (KHK) ist die häufigste Herzkrankheit* Bei der KHK entstehen Ablagerungen in den Arterien, die in einen Herzinfarkt münden können.
- *Seelischer Herzschmerz kann tödlich sein* Erkenntnisse amerikanischer Wissenschaftler zeigen, dass das Risiko eines schweren Herzproblems in den ersten 24 Stunden nach dem Tod des Partners um das 21-Fache erhöht ist. Auch innerhalb der darauffolgenden Woche ist das Risiko immerhin noch sechs Mal so hoch wie unter normalen Umständen. Der Grund: Manche Stresssituationen, zu denen der Todesfall des Partners gehört, können zu einer Herzerkrankung führen, die tödlich enden kann.
- *Frauenherzen schlagen anders* Ein Herzinfarkt kann bei Frauen Symptome zeigen, die nicht auf eine bedrohliche Erkrankung schließen lassen – zum Beispiel Oberbauchschmerzen oder Übelkeit. Nicht immer werden diese Beschwerden ernst genommen und die Diagnose und Behandlung dadurch verzögert.
- *Lachen tut dem Herzen gut* Wer oft und viel lacht, schützt seinen Körper vor Bluthochdruck ähnlich effektiv wie das durch Ausdauersport der Fall ist. Lachen erweitert die Blutgefäße und verbessert so die Durchblutung, während Stress den umgekehrten Effekt hat. Das haben Mediziner der Universität von Maryland in den USA herausgefunden.

62. Mit Tinnitus muss man im Alter leben

Nein, das stimmt absolut nicht! Wenn ein Arzt zu einem Patienten mit Ohrgeräuschen – lateinisch Tinnitus – sagt: «Damit müssen Sie leben!», sollte der Patient sich überlegen, einen anderen Arzt aufzusuchen. Denn gegen Tinnitus lässt sich sehr wohl etwas tun. Je früher das passiert, desto größer sind die Chancen, dass das Phantomgeräusch in Ohr wieder verschwindet.

Panik ist bei einem frischen Tinnitus unangebracht, doch: Wer Tinnitus bekommt, geht am besten zu einem HNO-Arzt und lässt nach den Ursachen forschen. Dabei ist unter Umständen allerdings eine gewisse Hartnäckigkeit gefragt, denn Tinnitus darf nicht nur auf Stress geschoben werden. Probleme mit der Halswirbelsäule, den Kiefergelenken, Viruserkrankungen, manche Medikamente und einiges mehr kann ebenfalls Tinnitus verursachen. Welcher Arzt sich in der Wohnumgebung wirklich auf Tinnitus spezialisiert hat, kann die Deutsche Tinnitus-Liga in Wuppertal sagen; man erreicht sie unter der Telefonnummer 0202 24652–0 oder auf www.tinnitus-liga.de.

Das wichtigste über Tinnitus

- *Ursachen* Die Ursachen von Tinnitus sind noch nicht vollständig erforscht. Denkbar ist – etwas vereinfachend gesagt das Folgende: Die feinen Haarzellen in den Innenohren wandeln die Schallwellen in Nervenimpulse um, die danach ans Gehirn geschickt werden. Dort entstehen aus den Schallwellen schließlich die Höreindrücke. Defekte oder erkrankte Haarzellen überfluten vermutlich das Hörzentrum im Gehirn mit Störsignalen, dadurch entstehen dann die subjektiv wahrgenommenen Geräusche im Ohr. Auslöser sind häufig, aber nicht nur Lärm und Stress oder – als Folge davon – Durchblutungsstörungen im Innenohr, auch bekannt als Hörsturz.
- *Vorbeugung* Gehen Sie Lärm konsequent aus dem Weg! Ob Presslufthammer, ein Rock-Konzert oder Beethovens Neunte: Mehr als 85 Dezibel – das entspricht einem vorbeifahrenden LKW – schaden auf Dauer dem Innenohr. Zwölf Stunden Disco-Musik bei 120 Dezibel, und die Rache der Haarzellen ist so gut wie sicher. Können Sie Stress und Anspannung nicht ganz vermeiden, lernen Sie, beides zu bewältigen, zum Beispiel mit Hilfe von autogenem Training oder Yoga.

- *Was tun bei plötzlichem Tinnitus?* Ein frisch aufgetretener Tinnitus ist ein Alarmsignal, das konsequentes Handeln erfordert. Die ersten Tage entscheiden, denn bei schneller Hilfe ist Heilung durchaus möglich und der Tinnitus verschwindet wieder. Suchen Sie deshalb so bald wie möglich einen kundigen HNO-Arzt auf. Er verordnet Ihnen je nach vermuteter Ursache Medikamente oder empfiehlt die Abschottung vor dem täglichen Stress.
- *Was tun bei chronischem Tinnitus?* Besteht ein Tinnitus länger als sechs Monate, sinken die Heilungschancen statistisch gesehen deutlich. Eine Linderung ist aber möglich. Lassen Sie deshalb gründlich nach den Ursachen des Tinnitus fahnden. Sind Halswirbelsäule, Kiefergelenke und Ihr Herz-Kreislauf-System in Ordnung? Lässt sich kein Auslöser finden, können Sie lernen, mit dem Tinnitus zu leben. Entspannungstechniken wie Autogenes Training helfen Ihnen dabei. Eine Psychotherapie bringt mitunter Erkenntnisse, die sich in erstaunliche Behandlungserfolge umwandeln lassen. Eine andere Strategie sind Tinnitus-Masker, die wie ein Hörgerät getragen werden. Damit wird das oft quälende Ohrgeräusch von einem erträglicheren Rauschen übertönt. Bei der Tinnitus-Retrainingtherapie können selbst langjährige Tinnitus-Opfer lernen, die Lärmfolter im Ohr auszublenden – ähnlich einem Autobahnanwohner, der den ständigen Verkehrslärm irgendwann nicht mehr wahrnimmt. Das Durchhalten der bis zu zwei Jahre langen Therapie wird belohnt: Manche Tinnitus-Experten berichten von bis zu 30 Prozent Heilungserfolgen und 70 Prozent Erleichterung.

63. Nach der Pubertät wächst der Körper nicht mehr

Nein, das stimmt nicht. Nach der Pubertät wachsen neben den Nägeln und den Haaren auch die Nase und die Ohrmuscheln weiter. Laut einer Studie mit rund 1500 Ohrmuscheln samt ihrer Eigentümer wachsen die Ohrmuscheln ein ganzes Menschenleben lang, maximal allerdings einen Zentimeter.

Für die Studie sind die Ohrmuscheln von rund 380 Italienern und 360 Italienerinnen ab 15 Jahren über einen längeren Zeitraum immer wieder vermessen worden. Das Ergebnis: Diese Ohrenmuscheln wuchsen in der Länge und der Breite, und zwar unabhängig vom Alter ihrer Eigentümer. Selbst die Ohrmuscheln der Studienteilnehmer, die bereits über 75 Jahre alt waren, wuchsen noch. Die Studie ergab außerdem, dass Männer im Schnitt größere Ohrmuscheln als Frauen haben und diese proportional zur Körpergröße wachsen.

Wachsende Ohrmuscheln erfüllen einen wichtigen Zweck Ohrmuschelwachstum bedeutet medizinisch gesehen: Es wachsen in erster Linie die Knorpelzellen, aber auch das weitgehend aus Bindegewebe bestehende Ohrläppchen legt in der Länge etwas zu, weil Bindegewebe mit den Jahren an Straffheit verliert. Wie alles im menschlichen Körper, hat auch das Wachstum der Ohrmuscheln einen höheren Sinn: Größere Ohrmuscheln gleichen das mit dem Alter tendenziell nachlassende Hörvermögen zumindest teilweise aus.

Wachsen Fingernägel und Haare nach dem Tod weiter?

Die Fingernägel und die Haare wachsen nach dem Tod eines Menschen immer weiter – das klingt so schön unheimlich, dass es wie ein Schauermärchen gerne erzählt wird und glatt wahr sein könnte. Doch wahr ist es ganz sicher nicht! Allerdings könnte es durch ein nach dem Tod auftretendes biologisches Phänomen tatsächlich auf den ersten Blick so aussehen, dass Haare und Nägel noch für eine Weile weiterwachsen.

Denn die Austrocknung des Gewebes nach dem Tod führt dazu, dass sich die Haut auch am Kopf und an den Fingerspitzen zurückzieht. Für flüchtige Betrachter sieht das so aus, als würden Haut und Nägel weiterwachsen. Tatsächlich erfordert das Wachsen von Haaren und Nägeln aber das Zusammenspiel vieler Hormone und anderer Stoffe im Körper. Doch dieser Stoffwechsel hat mit dem Tod eines Menschen vollständig aufgehört.

64. Nordic Walking ist für Senioren besonders gut geeignet

Nein, das gilt höchstens mit gewissen Einschränkungen. Nordic Walking wird zwar als sanfte Sportart für Senioren vermarktet. Technisch korrekt ausgeführtes Nordic Walking ist aber eine anspruchsvolle Sportart, die für den Körper eine erhebliche Belastung bedeuten kann. Nordic Walking wurde ursprünglich für das Sommer-Training von Profi-Langläufern und Profi-Biathleten entwickelt. 1997 wurde das Nordic Walking mit den zwei Stöcken in Finnland als eigenständige Sportart vorgestellt.

Nordic Walking kann für die Gelenke belastender sein als Joggen Bei technisch korrekt ausgeführtem Nordic Walking werden über zwei Drittel der Muskeln des Körpers und außerdem die Gelenke stark beansprucht. Fußgelenke, Kniegelenke und

Hüften werden deshalb nicht sonderlich entlastet, wie oft zu lesen ist. Eher passiert sogar das Gegenteil: Nordic Walking ist in der Summe der auftretenden Kräfte für die Gelenke belastender als Joggen.

Denn werden die Bewegungen korrekt ausgeführt, ist die Schrittlänge überdurchschnittlich groß und damit deutlich größer als beim Joggen. Und diese Schrittlänge belastet die unteren Extremitäten mehr als gewöhnlich. Das gilt, auch wenn beim Nordic Walking – im Gegensatz zum Joggen, bei dem pro Schritt das Dreifache des Körpergewichts abgefedert werden muss – nur das Eineinhalbfache abgefedert werden muss.

Die angebliche Gelenkschonung ist aber nicht der einzige Irrtum über das Nordic Walking. Falsch oder zumindest kritisch sind auch diese Aussagen:

- **Nordic Walking ist Joggen für Faulenzer:** Falsch! Der Kalorienverbrauch beim Nordic Walking kann den Kalorienverbrauch beim Joggen übertreffen. Nach einer Studie der Universität Mailand verbrannten Frauen beim Walken auf einem Laufband mehr Kalorien als beim Joggen – zumindest, wenn das Band so steil eingestellt war, dass die Pulsrate beim Walken deutlich anstieg.
- **Nordic Walking ist leicht zu erlernen:** Falsch! Denn das häufig zu beobachtende Stöcke-hinterherziehend-durch-die-Gegend-schlurfen hat mit Nordic Walking nichts zu tun. Die korrekte Technik erfordert ein wenig Übung. Der beste Weg, Nordic Walking zu lernen, ist deshalb, sich einer professionell geleiteten Trainingsgruppe anzuschließen. So kann man sicher sein, dass sich keine falschen Bewegungsabläufe einschleichen.
- **Nordic-Walking-Stöcke entlasten die Gelenke:** Falsch! Auch die Stöcke entlasten die Gelenke nicht. Die Kräfte, die auf die Fußgelenke wirken, sind mit und ohne Stöcke identisch.
- **Nordic Walking trainiert vor allem den Oberkörper:** Falsch! Der Einsatz der Stöcke kräftigt den Oberkörper nicht in nennenswertem Maße. Böse Zungen behaupten gar, sie sind die Erfindung von Marketingstrategen.

Trotz alledem kann Nordic Walking eine effektive Art der Bewegung für Senioren sein, da bei kaum einer anderen Sportart bis zu 90 Prozent der Körpermuskulatur trainiert werden. Die Durchblutung des Körpers bessert sich, zudem beugt Nordic Walking – wie fast jeder Sport – Osteoporose vor. Und auch die Körperkoordination wird durch den abwechselnden Stockeinsatz ein wenig trainiert.

Anfänger sollten einen Einsteigerkurs belegen Um das Nordic Walking korrekt zu erlernen und nebenbei Tipps zur optimalen und nicht unnötig teuren Ausrüstung zu bekommen, sollte man einen Einsteigerkurs besuchen. Ein Gespräch mit dem Hausarzt hilft, Risiken durch Erkrankungen so klein wie möglich zu halten. Nordic Walking in einer Gruppe macht zudem nicht nur Spaß, sondern sorgt auch für neue soziale Kontakte. Oft ergibt sich aus einem Kurs der Kontakt zu anderen Walkern, und viele Kursanbieter bieten die Möglichkeit zu einem regelmäßigen Walkingtreff oder zu Aufbaukursen.

Aqua-Fitness – eine sportliche Alternative

Im Wasser ist die Schwerkraft fast aufgehoben. Der Körper wiegt dadurch deutlich weniger, eine Verletzungsgefahr besteht somit praktisch nicht, denn die Gelenke werden nicht nennenswert belastet. Aqua-Fitness ist deshalb auch für untrainierte Menschen jeder Altersgruppe eine gute sportliche Alternative.

Grundsätzlich wird bei der Aqua-Fitness die Ausdauer tatsächlich auf schonende Weise trainiert. Die Fettverbrennung wird in Gang gebracht und es purzeln mit der Zeit – eine entsprechende Ernährung vorausgesetzt – die Pfunde. Komplette Anfänger könnten es bei manchen Aqua-Fitness-Programmen zu Beginn allerdings schwer haben. Besprechen Sie mit einem Trainer oder Ihrem Arzt, welches Programm für Ihren Einstieg am besten geeignet ist. Es gibt mehrere Aqua-Fitness-Trainingsprogramme. Kraft, Ausdauer und Beweglichkeit wird bei allen Programmen trainiert:

- Beim **Aquajogging** ‹läuft› man im tiefen Wasser ohne Bodenkontakt. Oben gehalten wird der Körper durch einen Auftriebsgürtel. Je schneller die Bewegung, desto höher ist der Wasserwiderstand – und die körperliche Anstrengung.
- Beim **Aquarobic** wird mit Musik im flachen oder tiefen Wasser trainiert. Dabei werden teilweise Hilfsmittel wie Wasserhandschuhe mit Schwimmhaut eingesetzt. Schritt für Schritt werden Bewegungen von mittleren, teilweise schnellen Bewegungen bis zu anspruchsvollen Kombinationen durchgeführt, die durchaus als echter Sport gelten können.
- Beim **Aqua-Power** wird im tiefen oder flachen Wasser trainiert. Dabei wird mit Hanteln, Poolnudeln und anderen Hilfsmitteln gearbeitet. Je nach Fitnesszustand der Gruppe werden zwischen 15 und 30 Wiederholungen in fünf Sätzen durchgeführt.

Einer der Vorteile von Aqua-Fitness ist, dass anschließend weniger Muskelkater auftritt und man nicht auffällig schwitzt. Spätestens im Kurs für Fortgeschrittene werden Sie das zu schätzen wissen, denn er bringt die Teilnehmer oft an ihre Leistungsgrenzen. Aqua-Fitness kann zudem Verspannungen und Verkrampfungen lösen und eignet sich deshalb gut für Menschen mit Rückenproblemen. Die Wassertemperatur sollte nicht unter 26 Grad und nicht über 32 Grad betragen.

Ein Kurs in Aqua-Fitness sollte mindestens über zwölf Wochen angelegt sein. Wenn Sie bis zu drei Mal pro Woche ins Wasser steigen, lassen die Trainingserfolge nicht lange auf sich warten. Achten Sie aber darauf, dass der Kurs nicht zu viele Teilnehmer hat, die Obergrenze liegt bei etwa 15 Personen. Denn nur so kann der Trainer alle im Blick haben und falsch durchgeführte Übungen sofort korrigieren.

65. Nur alte Leute bekommen Schlaganfälle

Nein, Schlaganfälle treten leider nicht nur im Seniorenalter auf. Auch junge Menschen und selbst Kinder können einen Schlaganfall bekommen. Auch deshalb sinkt das statistische Durchschnittsalter für den ersten Schlaganfall seit Jahren immer weiter – aktuell beträgt es 69 Jahre. Vermutlich wird der zahlenmäßige Anstieg von Schlaganfällen bei jüngeren Menschen durch ungünstige Lebensstilfaktoren wie Übergewicht, Diabetes mellitus, Rauchen, Drogenkonsum und Alkoholmissbrauch ausgelöst.

Je mehr Risikofaktoren, desto größer ist die Gefahr eines Schlaganfalls Ein Schlaganfall kommt in der Regel nicht plötzlich, sondern entwickelt sich meist über viele Jahre. Bluthochdruck, erhöhte Cholesterinwerte, Übergewicht, Rauchen und weitere Risikofaktoren lassen mit der Zeit die Gehirnarterien «verkalken». Leicht kann es daraufhin zu einem Arterienverschluss kommen. Von einer Sekunde zur nächsten sind die dahinterliegenden Gehirnzellen von der Durchblutung und von der Sauerstoffversorgung abgeschnitten – das ist der Schlaganfall. Je mehr Risikofaktoren man auf sich vereint, desto größer ist die Gefahr eines Schlaganfalls:

- **Bluthochdruck** Die Werte sollten in Ruhe gemessen und dann nicht wesentlich über 130/80 mmHg liegen. Erhöhter Blutdruck verursacht zunächst meist keine Beschwerden und wird deshalb oft nicht gleich bemerkt. Der Blutdruck sollte deshalb etwa alle sechs Monate kontrolliert werden.
- **Diabetes mellitus** Besonders in Kombination mit Übergewicht, Bluthochdruck und erhöhten Cholesterinwerten vergrößert Diabetes mellitus das Schlaganfallrisiko. Auch die Blutzuckerwerte sollten regelmäßig gemessen werden.
- **Erhöhte Cholesterinwerte** Dauerhaft erhöhte Werte begünstigen die Entstehung von Arterienverkalkung. Da erhöhte

Cholesterinwerte keine Beschwerden verursachen, sollte der Arzt die Werte regelmäßig kontrollieren.

- **Übergewicht und Bewegungsmangel** Durch körperliche Bewegung und den Abbau von Übergewicht können erhöhte Blutdruck- und Cholesterinwerte gesenkt werden. Zweimal 30 Minuten Ausdauersport pro Woche wie Radfahren, Joggen oder Walken senken das statistische Risiko eines Schlaganfalls um etwa 20 Prozent.
- **Rauchen** Statistisch gesehen haben Raucher ein doppelt so hohes Schlaganfallrisiko wie Nichtraucher. Etwa acht Jahre nach der letzten Zigarette entspricht das Schlaganfallrisiko allerdings dem eines Nichtrauchers – statistisch gesehen zumindest.
- **Alkoholkonsum** Schon ein halber Liter Bier (20 g Alkohol) oder ein viertel Liter Wein täglich erhöht das Risiko eines Schlaganfalls deutlich.
- **Herzrhythmusstörungen** Durch Herzrhythmusstörungen wie das Vorhofflimmern können in einem Herzvorhof Blutgerinnsel entstehen, die mit dem Blutfluss ins Gehirn geschwemmt werden, dort eine Arterie verschließen und so einen Schlaganfall verursachen.
- **Alter und Vererbung** Die Hälfte aller Schlaganfallpatienten ist über 75 Jahre alt. Schlaganfälle nehmen aber auch bei jüngeren Menschen zu: Jeder Achte ist unter 45 Jahre alt. Die familiäre Veranlagung spielt eindeutig eine Rolle. Ist bei einem Angehörigen ein Schlaganfall aufgetreten, steigt das Risiko für die anderen Angehörigen – besonders, wenn bei ihnen mehrere Risikofaktoren vorliegen.
- **Negativer Stress** Je mehr Überstunden zusammenkommen, desto höher ist das statistische Schlaganfallrisiko: Wer über 40 Stunden pro Woche arbeitet, hat Studien zufolge ein um etwa zehn Prozent erhöhtes Risiko. Bei 49 bis 54 Stunden Arbeit pro Woche liegt der Anstieg des relativen Risikos bei 27 Prozent.

Im günstigsten Fall können nach einem Schlaganfall durch eine schnelle Behandlung schwere Folgen verhindert werden. Fast jeder zweite Patient, der einen Schlaganfall überlebt hat, zeigt deshalb ein Jahr nach dem Ereignis keine körperlichen Beeinträchtigungen mehr. Viele Betroffene bleiben jedoch lebenslang auf Hilfe angewiesen – oder überleben den Anfall nicht.

Ein Schlaganfall kann unterschiedliche Beschwerden verursachen

Oft gehen einem Schlaganfall vorübergehende Durchblutungsstörungen des Gehirns (Transitorische ischämische Attacken, kurz TIA) voraus. Meist ist ein Blutgerinnsel der Grund für den Verschluss einer schon verengten Gehirnarterie. Anders als bei einem Schlaganfall löst sich das Gerinnsel aber innerhalb kurzer Zeit wieder auf. Der Hirnbereich wird wieder durchblutet und kurzzeitige Lähmungen oder Sprachstörungen bilden sich wieder zurück. Je nach betroffener Hirnregion kommt es zu unterschiedlichen Anzeichen. Häufig ist ein Arm, ein Bein oder eine Körperhälfte gefühllos und/oder gelähmt.

Die Anzeichen für einen Schlaganfall können einzeln oder zusammen auftreten:

- plötzliche Schwäche oder Lähmung einer Körperhälfte,
- einseitig hängender Mundwinkel und Sprachstörungen,
- spontane Gangunsicherheit,
- unerklärliches Stolpern und Stürzen,
- Gefühlsstörungen auf einer Körperseite – oft an einem Arm oder im Gesicht,
- scheinbar unerklärliches Fallenlassen von Gegenständen,
- plötzliche Sehstörungen,
- Schwindel,
- Schreibschwierigkeiten,
- Probleme, Gesprochenes zu verstehen,
- Stottern oder Stammeln,
- abrupt einsetzende, extrem starke Kopfschmerzen,
- ungewöhnliche Vergesslichkeit oder Gedächtnisverlust,
- Bewusstseinstrübung bis Bewusstlosigkeit.

Erste Hilfe beim Schlaganfall

Jeder Schlaganfall ist ein Notfall. Um die Lebensgefahr zu überwinden und Folgeschäden zu verringern, zählt jede Minute. Schon bei einem Verdacht auf einen Schlaganfall sollte umgehend der Notarzt benachrichtigt werden, da die fachgerechte Behandlung innerhalb kurzer Zeit beginnen muss. Bei einem Schlaganfall ist daher jede Form von Selbsthilfe ausgeschlossen. Und so verhält man sich richtig:

- Notarzt rufen!
- Ruhe bewahren und bei dem Kranken bleiben.
- Kopf und Schultern des Kranken leicht hochlagern.
- Für frische Luft sorgen.
- Nichts zu trinken oder zu essen geben.
- Den Kranken vor Wärmeverlust schützen.
- Bei einem Atem- oder Kreislaufstillstand mit lebensrettenden Sofortmaßnahmen beginnen.

Wissen Sie, wo die nächste Klinik ist? Wissen Sie, wo in Ihrer Umgebung die nächste Klinik mit einer Neurologischen Abteilung oder einer auf Schlaganfälle spezialisierten *Stroke Unit* ist? Und wissen Sie, wie Sie auch ohne Notarztwagen dort hinkommen? Bei einem Notfall geht es hektisch zu, und da nicht nur bei einem Schlaganfall jede Minute zählt, können Sie lebensrettende Zeit gewinnen, wenn Sie den Weg zur nächsten Klinik und dort zur Notfallaufnahme sehr gut kennen.

Ist Ihre Hausnummer gut erkennbar? Manche Notärzte berichten, dass sie bei ihren Einsätzen die Adressen nur schwer finden konnten, weil die Hausnummern verdeckt oder in der Dunkelheit unlesbar waren. Durch die Suche vergehen allerdings wertvolle Minuten, die im Notfall ein Leben retten können. Bringen Sie Ihre Hausnummer deshalb deutlich sichtbar an und sorgen Sie dafür, dass sie bei Dunkelheit beleuchtet ist.

66. *Restless Legs* bekommen nur alte Leute

Nein, das stimmt leider nicht. Schon Kinder können von dem Restless-Legs-Syndrom, kurz RLS, betroffen sein. Bei dieser relativ weit verbreiteten neurologischen Störung zucken, kribbeln, ziehen oder schmerzen ein oder beide Beine und mitunter die Arme, sobald man sich für mehr als einen Augenblick hinsetzt oder hinlegt. Zum Beispiel abends auf dem Sofa, bei einem Konzert oder im Kino, bei längeren Autofahrten, auf Flügen und vor allem im Bett zur Schlafenszeit. Nach kurzer Zeit werden die Beine oder Arme unruhig – daher auch der deutsche Name für RLS: Unruhige Beine.

Vor allem nächtliche RLS können zu einem lebensverändernden Problem werden: Denn trotz überwältigender Müdigkeit sind die Betroffenen oft zum Aufstehen und Herumlaufen gezwungen, bis in ihren Beinen wieder Ruhe einkehrt. Manchmal ist das schon nach wenigen Minuten der Fall, oft aber dauern die Beschwerden mehrere Stunden. Am nächsten Morgen sind sie meist völlig gerädert, müde und alles andere als zu hundert Prozent leistungsfähig.

Bis zu zwei Prozent der Schulkinder haben RLS Etwa zwei Millionen Menschen in Deutschland – überwiegend Frauen – leiden unter dem Restless-Legs-Syndrom. Manche Betroffene haben nur gelegentlich mit den Unruhigen Beinen zu kämpfen, andere täglich. Grundsätzlich kann RLS in jedem Alter auftreten, meist fangen die Beschwerden aber zwischen dem 30. und dem 50. Lebensjahr an. Auch bis zu zwei Prozent der Schulkinder haben RLS – was allerdings nicht immer von Eltern und Ärzten erkannt wird. Mitunter schieben sie den Grund für die auffällige Unruhe des Kindes in der Schule und Zuhause auf eine Aufmerksamkeitsdefizit-Hyperaktivitätsstörung, kurz ADHS genannt.

Ursache des RLS ist eine Störung der Übertragung von Impulsen zwischen den Nervenzellen. Ausgelöst wird diese Störung, etwas vereinfachend gesagt, durch den Mangel eines Nerven-Botenstoffs mit Namen Dopamin. Bei leichten RLS-Beschwerden arrangieren sich die Betroffenen oft mit der Störung und passen ihr Leben an das Auftreten der Beschwerden an. Zum Beispiel kann ein abendlicher Spaziergang bei manchen Betroffenen bewirken, dass es später nicht zu den Unruhigen Beinen kommt.

In hartnäckigen und sehr schweren Fällen, in denen das RLS täglich auftritt, kann oft eine medikamentöse Vorstufe des Nerven-Botenstoffs Dopamin helfen. Das entsprechende Medikament muss von einem Neurologen verschrieben werden. Aufpassen muss der Patient aber bei der Einnahme: Manche gleichzeitig eingenommenen Nahrungsmittel können die Wirksamkeit des Medikaments beeinflussen. So führen eiweißreiche Produkte wie Milch, Käse und Joghurt dazu, dass der Wirkstoff weniger umfangreich aus Magen und Darm ins Blut aufgenommen wird, weshalb die Wirkung ausbleiben oder schwächer ausfallen kann.

Spezielle Medikamente können die Beschwerden verringern Seit einigen Jahren sind in Deutschland als medikamentöse Alternative zur Dopamin-Vorstufe sogenannte Dopaminagonisten zugelassen. Sie wirken auf ähnliche Weise wie Dopamin und können als kleines Medikamentenpflaster bequem auf die Haut geklebt werden. Einer Meta-Studie zufolge, in der knapp 30 Einzel-Studien zur Behandlung von RLS analysiert und ausgewertet wurden, können auch Dopaminagonisten die Lebensqualität und den Schlaf in vielen Fällen deutlich verbessern, indem sie die RLS-Beschwerden weitgehend beseitigen. Allerdings sind Nebenwirkungen wie Übelkeit, Schläfrigkeit und Erbrechen möglich. Verglichen mit der Dopamin-Vorstufe führen Dopaminagonisten jedoch seltener zu dem Phänomen der Augmentation. Dabei treten die RLS-Beschwerden verstärkt und oft bereits früher am Tage auf oder erstrecken sich auch auf andere Körperteile wie die Arme, so dass die Dosierung des Medikaments immer mehr erhöht werden muss. Dopaminvorstufen verordnen Ärzte deshalb in der Regel nur für ein gelegentlich auftretendes RLS oder zur

Vorbeugung bei entsprechend ‹kritischen› Situationen wie einem Kinobesuch.

Neben Dopaminvorstufen und Dopaminagonisten gibt es eine Reihe weiterer Substanzen, die bei RLS helfen können. RLS gilt deshalb als relativ gut behandelbar. Wichtig, wenn nicht sogar entscheidend für eine wirksame Behandlung ist aber die sorgfältige Diagnose und Betreuung durch einen kompetenten Arzt.

67. Schlanke leben länger

Nein, dass schlanke Menschen grundsätzlich länger leben als Menschen mit Übergewicht, dafür gibt es keine wissenschaftlichen Belege. Übergewicht gilt zwar als ungesund und nicht gerade lebensverlängernd. Doch rund jeder vierte Übergewichtige hat wider Erwarten normale Blutfett- und Blutzuckerwerte – und deshalb zumindest von dieser Seite her genauso wenig Probleme mit der Gesundheit zu erwarten wie Normalgewichtige.

Ob Übergewicht ein Problem für die Gesundheit darstellt, hängt allerdings davon ab, wo der Körper das Fett angelagert hat. Sitzt es an Stellen wie Po und Oberschenkeln, wirkt es sich weniger negativ auf den Stoffwechsel sowie auf Herz und Kreislauf aus. Kritischer für die Gesundheit ist es vermutlich, wenn sehr viel Fett im Bauch lagert.

Auch Schlanke können Übergewicht haben Vor allem das sogenannte Eingeweidefett, das die inneren Organe umhüllt und von außen nur im Ultraschallbild zu erkennen ist, gilt als problematisch. Im Londoner *Hammersmith Hospital* haben Ärzte 800 schlanke Frauen und Männer untersucht und dadurch herausgefunden, dass etwa die Hälfte von ihnen verborgenes Eingeweidefett mit sich herumträgt. Darunter waren auch Models mit vermeintlich idealen Körpermaßen. Um herauszufinden, wie viel Eingeweidefett man selbst im Bauch hat, soll man den britischen Ärzten zufolge seine Gürtelweite mit 18 Jahren ermitteln und abschätzen, was seitdem dazugekommen ist. Die Differenz soll dem Fett entsprechen, das wahrscheinlich in der Bauchhöhle sitzt.

Das Problem könnte das Eingeweidefett sein Das problematische am Eingeweidefett ist vermutlich, dass es mehr entzündungsfördernde Substanzen produziert, die längerfristig zu Arterienverkalkung, Herzinfarkt und Schlaganfall führen können, als normales Fett und deshalb folglich schädlicher ist. Schlank zu sein allein schützt damit also nicht vor Herzerkrankungen. Eine Langzeitstudie des Departement of Health and Human Performance der Universität Huston/Texas an über 21 000 Männern ergab aber ohnehin, dass Schlanksein vermutlich nur in der Kombination mit guter körperlicher Fitness die Gefahr von Herzerkrankungen senkt.

Erhöht Übergewicht wirklich die Lebenserwartung? Während extremes Übergewicht zweifelsfrei zu einem frühen Tod führen kann, könnte ein geringeres Übergewicht das Leben möglicherweise verlängern – statistisch gesehen zumindest. Das ergibt sich aus einer Studie in den USA, für die Gesundheitsdaten von knapp drei Millionen Menschen ausgewertet wurden. Demnach ist das Sterblichkeitsrisiko bei einem geringen Übergewicht (Body-Maß-Index [BMI] von 25 bis 30) sowie bei starkem Übergewicht (BMI von 30 bis 35) niedriger als das Sterberisiko bei Normalgewicht (BMI von 18,5 bis 25). Schon einmal, im Jahr 2007, hatte die Analyse von Sterberegistern in den USA ergeben, dass Menschen mit geringem Übergewicht ein kleineres Risiko haben zu sterben als Menschen mit größerem Übergewicht. Aber stimmt das alles auch?

Studienergebnisse dürfen und müssen natürlich hinterfragt werden. Einige Wissenschaftler haben das bei dieser Studie getan und vermuten, dass Menschen mit geringem und starkem Übergewicht medizinisch besser betreut werden, weil sie sich der größeren Risiken von Übergewicht bewusst sind und deshalb regelmäßig zum Arzt gehen – eine plausible Erklärung. Es sind also wohl nicht die überzähligen Pfunde selbst, die die Lebenserwartung bei geringem und starkem Übergewicht erhöhen können, sondern die damit oft verbundene bessere medizinische Beobachtung und Betreuung.

So errechnet man den BMI

Um den eigenen BMI zu errechnen und so zu ermitteln, ob das eigene Gewicht sich in akzeptablen Bahnen bewegt, teilt man das Gewicht in Kilo durch die Größe in Metern zum Quadrat. Liegt das Ergebnis zwischen 20 und 25, hat man Normalgewicht. Oberhalb von einem BMI von 25 beginnt das Übergewicht.

68. Senioren sind Sportmuffel

Nein, das stimmt ganz und gar nicht. Nach einer Studie des Instituts für Demoskopie Allensbach sind Senioren sogar das Gegenteil von Sportmuffeln! Noch nie gab es demnach eine Generation älterer Menschen, die sportlich so aktiv war wie die heutige. Immerhin ein Fünftel der Senioren in Deutschland treibt Demoskopie Allensbach zufolge häufig Sport, ein weiteres Fünftel tut es gelegentlich, und nur ein Fünftel ist selten sportlich aktiv. Der Rest macht gar keinen Sport. Auch die Altersstudie, eine Befragung von 4000 Bundesbürgern im Alter von 65 bis 85 Jahren, ergab: Deutsche Rentner treiben zu über zwei Drittel mindestens einmal pro Woche Sport. Zwar nimmt der Hang zur Sportlichkeit mit dem Alter ab – doch selbst bei den 75- bis 79-Jährigen ist jeder Dritte regelmäßig sportlich aktiv. Sogar von den 80- bis 85-Jährigen macht noch knapp ein Viertel regelmäßig Sport. Senioren sollen Sportmuffel sein? Davon kann keine Rede sein.

69. Unsere Gene verraten, wie alt wir werden

Nein, das ist falsch. In unseren Genen ist möglicherweise festgelegt, wie alt wir höchstens werden können und wie weit das von unserer Veranlagung zu Krankheiten abhängt. Die Gene würden damit unsere maximal mögliche Lebenszeit bestimmen. Ob wir diese jedoch erreichen, hängt stark von unserem Lebensstil ab.

Wenn wir beispielsweise unseren Genen zufolge um die 100 Jahre alt werden könnten, aber täglich 100 Zigaretten rauchen und eine halbe Flasche Wein trinken, werden wir den hundertsten Geburtstag vermutlich nicht feiern. Genetiker gehen zudem davon aus, dass das komplexe Zusammenspiel einiger hundert Gene bestimmt, wie alt wir werden können und wie es uns dabei gehen würde. Welches Gen welchen Beitrag dazu leistet, ist dagegen unbekannt. Die Gene, die fürs Altern verantwortlich sind, leisten jeweils nur einen geringen Einzelbeitrag zur Lebenszeit. Deswegen wurde auch nicht das eine Gen gefunden, mit dem man eine zuverlässige Vorhersage über das Lebensalter treffen könnte. Bislang lässt sich höchstens sagen, ob jemand eine genetisch bedingte Veranlagung für bestimmte Krankheiten hat, die zu einem früheren Tod führen könnte. Aus den Genen eines Menschen abzulesen, wie alt er genau werden wird, ist nicht möglich.

70. Schmerzen muss man als alter Mensch akzeptieren können

Nein, das stimmt nicht! Schmerzen sind in keinem Alter normal – und sollten in keinem Alter als schicksalhaft akzeptiert werden. Mit den Möglichkeiten der heutigen Medizin können spezialisierte Ärzte jeden Schmerz nehmen oder zumindest lindern. Das gilt auch für ältere, alte und sehr alte Menschen. Ärzte, die ihren Patienten sagen, sie müssten mit ihren Schmerzen leben, begehen häufig unterlassene Hilfeleistung und handeln dann unärztlich. Leider passiert aber genau das hin und wieder.

Viele alte Menschen sehen ihre chronischen Schmerzen als Schicksal an, das zu erdulden ist Viele Senioren leben aber auch deshalb mit ihren chronischen Schmerzen, weil eine fachgerechte Schmerztherapie kompliziert und langwierig sein kann. Sehr alte Menschen können außerdem ihre Schmerzen mitunter nicht gut beschreiben, da ihre Mimik und ihre Sprache oft eingeschränkt sind. Manche Senioren wollen ihren Schmerz auch nicht zeigen, weil für sie ‹jammern› aus persönlicher Überzeugung nicht infrage kommt. Sie haben oft eigene Wege für den Umgang mit Schmerzen gefunden. Geduldiges Anpassen einer individuellen Schmerzmedikation in enger Zusammenarbeit mit Ärzten, wie es bei einer Schmerztherapie oft unerlässlich ist, fällt ihnen schwer. Viele ältere Schmerzleidende sehen ihre Schmerzen schließlich als Schicksal an, das einfach zu erdulden ist. Alles zusammen erschwert Ärzten, Schmerzen erfolgreich zu bekämpfen.

Eine fachgerechte Schmerztherapie kann Geduld erfordern und dennoch problematisch sein Dabei können Schmerzen nicht nur quälen, sondern vielfältige ernste weitere Folgen haben. Chronische Schmerzen beispielsweise können Depressionen auslösen. Ältere Menschen haben mitunter eine pessimistische Einstellung zu ihrem Alter, sind häufiger mal niedergeschlagen und können Probleme schlechter bewältigen. Besteht die Kombination von Depressionen und Schmerzen über eine lange Zeit, lassen sich Ursache von Schmerzen und ihre Wirkung kaum mehr sicher auseinanderhalten. Auch das kann eine Schmerztherapie problematisch machen.

Grundsätzlich werden Schmerzen bei älteren wie jüngeren Menschen oft mit mehreren Maßnahmen bekämpft, darunter Medikamente, Physiotherapie, operative Eingriffe und Naturheilverfahren. Selbst hartnäckige Schmerzen können auf diese

Weise oft zumindest auf ein erträgliches Maß verringert werden. Allerdings kann der Einsatz und das ‹Testen› der einzelnen Maßnahmen auf ihre Wirksamkeit problematisch sein und deshalb viel Zeit und Geduld erfordern.

Vor allem die optimale Zusammenstellung und Dosierung der verschiedenen Schmerzmedikationen kann bei alten Menschen eine Herausforderung sein, da diese oft mehrere chronische Erkrankungen haben. Dazu kommt, dass bei vielen Patienten die Angst vor Nebenwirkungen groß ist. Manche Senioren verweigern zum Beispiel opioidhaltige Schmerzmittel, obwohl bei ärztlich kontrollierter Therapie kaum eine körperliche Abhängigkeit entsteht. Auch ist mitunter keine ausreichende persönliche Mobilität vorhanden, um regelmäßig zur Einstellung der Medikamente einen Schmerzspezialisten aufsuchen zu können. Kommen Probleme dazu, die den Umgang mit den Medikamenten erschweren, ist eine nicht konsequent durchgeführte und kaum wirksame Schmerztherapie das Ergebnis.

Bei Schmerzen sollte man frühzeitig und konsequent ärztliche Hilfe einfordern Wer unter Schmerzen leidet, sollte frühzeitig zu einem Arzt gehen. Schon nach wenigen Wochen können Schmerzen sonst zu einem dauerhaften Problem werden. Je länger mit der Behandlung gewartet wird, desto problematischer wird es, wieder komplett schmerzfrei zu werden.

Grundsätzlich ist auch bei hartnäckigen Schmerzen der Hausarzt die erste Anlaufstelle. Er kennt seine Patienten oft seit Jahren und kann durch Untersuchungen und durch seine Erfahrung eine Stoffwechselstörung, Entzündung oder einen anderen naheliegenden Grund für die Schmerzen ausschließen. Im Zweifelsfall wird er seine Schmerzpatienten aber zu einem Spezialisten mit einer schmerztherapeutischen Ausbildung überweisen. Denn geht es bei akuten Schmerzen noch darum, die Ursache herauszufinden und sie dann möglichst schnell zu lindern, sind für die Behandlung chronischer Schmerzzustände besondere Erfahrung und besondere Maßnahmen erforderlich.

Schmerzpatienten sollten auf eine konsequente Behandlung drängen Eine spezielle schmerztherapeutische Ausbildung haben Ärzte, die die Zusatzbezeichnung ‹Spezielle Schmerztherapie› führen. Dies können zum Beispiel Allgemeinmediziner, Anästhesisten (Narkoseärzte), Internisten, Orthopäden oder andere Fachärzte sein. Weil Schmerz oft sowohl ein körperliches als auch ein seelisches Geschehen ist, sind außerdem häufig auch Psychologen entsprechend schmerztherapeutisch qualifiziert. Aber ganz gleich, wer die Schmerztherapie durchführt: Sinnvoll ist immer eine enge Zusammenarbeit zwischen Schmerztherapeut und dem überweisenden Haus- oder Facharzt. Darauf sollten Schmerzpatienten im Zweifelsfall drängen.

Alternative Methoden gegen Schmerzen

- *Akupunktur* Durch eine Akupunkturbehandlung sollen vermehrt körpereigene Schmerzmittel, sogenannte Endorphine, ausgeschüttet werden. Die Wirkung gilt für eine akute oder regelmäßige Schmerztherapie aber als ungeeignet.
- *TENS* Bei der Transkutanen Elektrischen Nervenstimulation TENS werden schwache Gleichströme über Hautelektroden an schmerzende Muskelpartien geleitet. Der Strom stört die Schmerzreize in den darunterliegenden Nerven. Das Verfahren gilt als zuverlässig wirksam.
- *Homöopathie* In homöopathischen Mixturen lassen sich zwar keine Wirkstoffe nachweisen. Dennoch lassen Schmerzen unter ihrem Einfluss mitunter tatsächlich nach. Für eine regelmäßige Schmerztherapie ist die Homöopathie jedoch ungeeignet.
- *Hypnose* Für Schmerzpatienten, die sich nicht selbst entspannen können, kann eine fachgerecht durchgeführte Hypnose sinnvoll sein. Weil die Betroffenen dabei nicht mehr selbst aktiv werden müssen, gilt diese Therapie aber als nicht für alle Fälle geeignet.

- *Musiktherapie* Eine Musiktherapie wirkt entspannend, vertreibt Ängste und stärkt den Optimismus. Gegen Kopfschmerzen zum Beispiel sollen Harfenklänge sehr geeignet sein.
- *Osteopathie* Bei Schmerzen am Bewegungsapparat kann die Osteopathie mitunter etwas bewirken. Die Methode der gezielten Griffe an schmerzenden Muskeln und Gelenken wird aber kritisiert, weil Osteopathen in Deutschland meist keine Ärzte sind und nicht auf Grund fundierter wissenschaftlicher Kenntnisse handeln.
- *Reflexzonenmassage* Bei einer Reflexzonenmassage sollen an Handflächen oder Fußsohlen durch gezieltes Massieren ‹Energiebahnen› beeinflusst werden, die vom Kopf zu den Zehen laufen sollen. Woran viele Schulmediziner nicht glauben wollen, zeigt in der Praxis mitunter jedoch Erfolge.

71. Schwindel ist im Alter normal

Nein! Auch wenn schätzungsweise ein Drittel der über Siebzig-Jährigen in Deutschland unter Schwindel leidet: Schwindel ist selbst im hohen Alter nicht normal. Hilfe bei Schwindel ist aber durchaus möglich.

Schwindel kann vorübergehend oder chronisch auftreten. Die Spannbreite der Schwindelempfindungen reicht von einem dumpfen Gefühl im Kopf bis zur Wahrnehmung von Bewegungen, die in Wirklichkeit nicht stattfinden. Die Lebensqualität wird vor allem durch Unsicherheit beim Gehen und Stehen und zusätzlich oft durch Übelkeit, Erbrechen, Schwitzen und Herzrasen eingeschränkt.

Schwindel ist keine Krankheit, sondern ein Krankheitssymptom Schwindel ist ein Krankheitszeichen und führt zu einer Störung im Gleichgewichtssystem. Dieses besteht aus den beiden winzigen Gleichgewichtsorganen in den Innenohren, den Augen sowie den zahlreichen Sensoren in Hals, Kniegelenken und Fußsohlen. Ein funktionierendes Gleichgewichtssystem sendet permanent Informationen über die Körperlage an das Gehirn. Ist das Gleichgewichtssystem jedoch an einer Stelle gestört, erhält das Gehirn Informationen, die nicht der Wirklichkeit entsprechen. Bei dem Versuch, diese widersprüchlichen Daten zu verarbeiten, entstehen verschiedene Schwindelformen:

- **Drehschwindel** Drehschwindel löst das Gefühl aus, alles um einen herum drehe sich im Kreis. Schließt man die Augen, lässt der Drehschwindel oft nach oder verschwindet. Die Ursachen von Drehschwindel können sein:
  - **Durchblutungsstörungen des Gehirns** Manche älteren Menschen haben häufig kurze Drehschwindelattacken. Da es sich dabei allerdings auch um Vorboten eines Schlaganfalls handeln kann, wird der Arzt vor allem versuchen, die Durchblutungsstörung zu beseitigen.
  - **Menière'sche Krankheit** Neben Schwindel treten zusätzlich Hörstörungen und Ohrgeräusche auf. Ursache ist vermutlich ein Lymphstau in einem Gleichgewichtsorgan. Die genauen Zusammenhänge dieser Erkrankung sind noch unklar. Bei einem schweren Verlauf der Menière'schen Erkrankung können Medikamente den Anfällen vorbeugen, gegebenenfalls kann eine Operation des betroffenen Schwindelorgans sinnvoll sein.
  - **Ausfall eines Gleichgewichtsorgans** Etwa durch eine Nervenentzündung oder auch eine Unterbrechung der Blutzufuhr – zum Beispiel im Zusammenhang mit einem Hörsturz. Klingt die Entzündung ab oder kommt die Durchblutung wieder in Gang, funktioniert auch das Gleichgewichtsorgan meist wieder. Bei einer dauerhaften Störung des Gleichgewichtsorgans übernimmt das gesunde Organ der anderen Seite langfristig seine Aufgaben.
- **Migräneschwindel** Etwa die Hälfte der Migränepatienten leidet auch unter Schwindel, und Migränemedikamente lindern neben den Kopfschmerzen oft auch diesen. Stressbewältigungs-

programme wie Autogenes Training, Yoga oder Akupunktur können mitunter zusätzlich helfen.

- **Lagerungsschwindel** Diese Schwindelform tritt auf, wenn der Kopf zu einer Seite geneigt wird. Er ist die häufigste Schwindelform bei Erwachsenen und kann sich wie Drehschwindel anfühlen.
- **Schwank- oder Liftschwindel** Dabei entsteht das Gefühl, im Fahrstuhl zu fahren oder auf schwankendem Boden zu stehen.
- **Höhenschwindel** Er entsteht, wenn die Augen große Entfernungen überblicken und deshalb keine Bewegungen in der Umgebung wahrnehmen. Da die Gleichgewichtsorgane und die Muskeln dem Gehirn selbst kleinste Körperbewegungen melden, gerät das Gehirn bei der Informationsverarbeitung durcheinander. Höhenschwindel verursacht Standunsicherheit in großer Höhe, dazu oft Angst, Zittern und Herzklopfen.
- **Reiseschwindel** Diese Schwindelform tritt auf, wenn die Augen Ruhe aber die Gleichgewichtsorgane Bewegung melden. Besonders deutlich wird das bei Autofahrten und auf Schiffen: Die Muskeln melden beispielsweise die Schiffsbewegungen an das Gehirn – obwohl die Augen eine ruhige Umgebung wahrnehmen. Reiseschwindel wird meist von Übelkeit und Brechreiz begleitet. Im Auto sollte man sich auf den Beifahrersitz setzen und konsequent aus dem Fenster sehen. Auf einem Schiff hilft es, an Deck zu gehen und auf den Horizont zu schauen. Medikamente gegen Reiseschwindel helfen gegen den Schwindel und die oft zusätzlich auftretende Übelkeit. Bei vielen anderen Formen von Schwindel sind diese Medikamente aber ungeeignet.
- **Medikamentenschwindel** Dazu kommt es vor allem bei Überdosierungen und zu schneller Erhöhung der Medikamentendosis. Besonders häufig tritt diese Schwindelform bei Mitteln gegen zu hohen Blutdruck und Beruhigungsmitteln auf.
- **Blutdruckschwindel** Zu niedriger Blutdruck verursacht meist beim Wechsel vom Liegen zum Stehen Schwindel. Zu hoher Blutdruck kann neben Schwindel auch Kopfschmerzen aus-

lösen. Regelmäßige Bewegung wie Wandern, Radfahren und Schwimmen sind gute Mittel gegen diese Form von Schwindel.

- **Psychogener Schwindel** Ein allgemeiner Dauerschwindel, der über Monate oder Jahre anhält, kann auf einen seelischen Auslöser hindeuten.

Erster Ansprechpartner bei Schwindel ist der Hausarzt. Er erhebt die Krankengeschichte, führt eine körperliche Untersuchung mit Blutdruckmessungen, EKG, Kreislauftest und Bluttests durch. Abhängig vom Ergebnis nimmt der Hausarzt mit einem HNO-Arzt, Augenarzt oder Neurologen Kontakt auf und lässt weitere Untersuchungen durchführen.

Steht die Diagnose und damit der Grund für den Schwindel fest, wird der Arzt in erster Linie die Erkrankung behandeln, die den Schwindel auslöst, aber auch Medikamente verordnen, wenn der Schwindel dauerhaft besteht. In vielen Fällen kann außerdem ein Gleichgewichtstraining sinnvoll sein, um das Gehirn zum Umdenken zu bewegen und so den Schwindel abzutrainieren. Wichtig ist bei allen Formen von Schwindel die enge langfristige Zusammenarbeit mit dem Arzt.

Erste Hilfe bei Schwindel

Bei einem Schwindel, dessen Ursache nicht gleich zu ermitteln ist, kann mitunter eine simple Übung helfen:

- *Setzen Sie sich entspannt, aber gerade auf einen Hocker* Drücken Sie Ihr Brustbein nach oben. Legen Sie Ihre Hände auf die Mitte der Oberschenkel und lassen Sie die Schultern locker hängen.
- *Atmen Sie ein* Beim Ausatmen drehen Sie Ihren Kopf langsam ein Stück nach rechts. Dann atmen Sie wieder ein und drehen beim nächsten Ausatmen den Kopf noch etwas mehr. Insgesamt machen Sie sechs Dreh-Atemzyklen. Nach sechs Dreh-Atemzyklen führen Sie Ihren Kopf in einem Einatem-

zug in die Mittelstellung. Anschließend wiederholen Sie die gleiche Übung auf der linken Seite.

- *Im zweiten Teil der Übung atmen Sie erneut ein* Während der Ausatmung neigen Sie Ihren Kopf langsam zur rechten Seite, als wollten Sie Wasser aus Ihrem Ohr gießen (die Schulter dabei nicht anheben). Dann atmen Sie wieder ein und neigen beim nächsten Ausatmen Ihren Kopf etwas mehr. Insgesamt machen Sie sechs Kopfneige-Atemzyklen. Danach führen Sie Ihren Kopf in einem Einatemzug in die Mittelstellung.

72. Senioren sind beruflich nicht mehr besonders produktiv

Nein, das ist ein Vorurteil. Viele ältere Menschen können beruflich mit jungen Menschen nicht nur mithalten, sondern sie sogar überholen. Die Arbeitnehmer in Deutschland sind im Durchschnitt so alt wie nie zuvor – Tendenz steigend. Daran knüpft sich mitunter die pauschale Befürchtung, der deutsche Wirtschaftsmotor könne durch diese Überalterung an Produktivität und Innovationskraft verlieren. Doch das ist unbegründet, denn grundsätzlich können die Produktivität und die Innovationskraft bis ins höhere Alter erhalten bleiben. Beispielsweise hilft die oft große Berufs- und Lebenserfahrung älterer Arbeitnehmer bei der Problemlösung im betrieblichen Alltag. «Die Alten» sind oft schon lange im Betrieb, kennen die Abläufe genau und haben mehr Sinn für Qualität und Präzision bei der Arbeit.

Bei älteren Führungspersonen können Schlüsselfähigkeiten besonders stark ausgeprägt sein Interessant ist auch, was eine Studie des *Journal of Applied Psychology* ergab. Demzufolge zeigen Bewerber zwischen 59 und 74 Jahren durchweg eine höhere sogenannte kristalline Intelligenz – was bedeutet: Sie sind als Führungskräfte besonders wertvoll. Für die Studie wurden über

3000 Teilnehmer zwischen 20 und 74 Jahren untersucht, die sich auf Führungspositionen in Berufen mit akademischer Ausrichtung beworben hatten. Das Ergebnis: Bei älteren Führungskräften sind wichtige Fähigkeiten wie Wortgewandtheit und das Erfahrungswissen stärker ausgeprägt als bei den jüngeren Kollegen. Das Fazit der Autoren dieser Studie lautete deshalb: Ältere Arbeitnehmer, die hohe kristalline Fähigkeiten haben, können in komplexeren Berufen wie dem Ingenieurwesen, der Juristerei und der Medizin im Vergleich mit Jüngeren die Nase vorn haben.

Nicht alle Senioren wollen noch besonders produktiv sein Wie produktiv Menschen wirklich sind oder sein wollen, hängt allerdings von vielen Faktoren ab. Einige Faktoren verbessern sich im Alter, andere verschlechtern sich. Nicht jeder Senior ist automatisch produktiv. So sinkt die geistige Leistungsfähigkeit mit zunehmendem Lebensalter. Das zeigt sich beispielsweise darin, dass der Betreffende sich weniger gut auf neue Aufgaben einstellen kann, weil es ihm schwerer fällt, Informationen nach wichtig und unwichtig zu sortieren. Dazu können mit den Jahren Probleme kommen, sich in neuen Situationen angemessen zu verhalten. Und natürlich ist auch die physische Belastbarkeit bei vielen Senioren geringer als bei Junioren. Sie haben deshalb im Durchschnitt mehr Ausfalltage durch Krankheit als Jüngere. Allerdings: Natürlich bestimmt jeder selbst, wie fit er körperlich und geistig beim Älterwerden ist. Sport, Ernährung, Bildung, soziales Engagement und kulturelles Interesse sind dabei die Schlüsselelemente.

73. Spätestens im Rentenalter verschwindet der Heuschnupfen

Nein, das stimmt leider nicht. Das Älterwerden schützt nicht vor Allergien – ein Heuschnupfen beziehungsweise eine Pollenallergie kann deshalb wie andere Allergien bis ins hohe Alter bestehen bleiben, sich verschlimmern oder auch zum ersten Mal auftreten. Neben Heuschnupfen sind es vor allem Nahrungsmittelallergien, Kontaktallergien gegen Nickel und Medikamentenallergien, die auch noch im Alter relativ häufig auftreten. Auch Lebensmittelallergien kommen öfter vor – zum Beispiel gegen Sellerie, Haselnuss, Erdnuss, Milch, Fisch und Ei. Dazu mag auch beitragen, dass seit 1950 die Zahl der Allergien um das Zehnfache gestiegen ist.

Jeder Fünfte leidet an Heuschnupfen oder einer anderen allergischen Erkrankung Eigentlich arbeitet unser Immunsystem sehr zuverlässig: Es erkennt Keime und Schadstoffe und vernichtet sie, bevor Schlimmes passiert. Doch Irren ist bekanntlich menschlich, und so tritt das Immunsystem mitunter auch gegen harmlose Pollen mit einer ganzen Armada von Antikörpern an. Diese docken nach gewonnener Schlacht an Entzündungszellen an und entlocken ihnen den Botenstoff Histamin. Dieses Histamin verursacht den bei einer Pollenallergie typischen Fließschnupfen und das Augenjucken.

Heute leidet jeder Fünfte an Heuschnupfen oder einer anderen allergischen Erkrankung. Die Liste der weiteren Allergieauslöser – Allergene genannt – ist lang: Allergien gibt es gegen Lebensmittel, Metalle, Medikamente, Pflegeprodukte, Hausstaub, Katzenhaare, Kosmetik, Waschmittel, Kleidung und vieles mehr.

Das Immunsystem geht fremd Warum das Immunsystem so ungezügelt mit Kanonen auf Spatzen schießt, ist nicht geklärt. Forscher vermuten, dass die hohen Hygienestandards Teile des Immunsystems arbeitslos gemacht haben und diese sich deshalb neue Ziele suchen. Auch eine Beteiligung der Umwelt an der Allergie-Entstehung ist denkbar, schließlich muss das Immunsystem schon wegen der vielen Luftschadstoffe deutlich mehr arbeiten. Doch bewiesen ist auch das nicht. Klar scheint aber zu sein, dass Klimaveränderungen die Allergiesaison verlängern können. So zeigen sich erste Heuschnupfensymptome mittlerweile oft schon im Februar und sie reichen bis in den Herbst hinein.

Gegen Heuschnupfen gibt es natürlich Medikamente vom Arzt oder rezeptfrei aus der Apotheke. Es lohnt sich allerdings, ein paar Tricks auszuprobieren, um die Pollenbelastung in der eigenen Umgebung deutlich zu verringern:

- Achten Sie auf die täglichen Pollenflugvorhersagen in regionalen Tageszeitungen oder im Internet. Gehen Sie bei heftiger Pollenbelastung in Ihrer Umgebung so wenig wie möglich ins Freie.
- Auch der Wetterbericht liefert Informationen für Allergiker: Bei Sonnenschein ist der Pollenflug meist stärker als bei Regen.
- Sperren Sie die Pollen aus! Halten Sie die Fenster morgens, tagsüber und abends geschlossen oder installieren Sie Pollenschutzgitter aus dem Baumarkt vor Ihren Fenstern.
- Lüften Sie Ihr Schlafzimmer vor dem Zubettgehen und halten Sie dann die Fenster über Nacht geschlossen. Schon ab 4 Uhr morgens fliegen die Pollen wieder in großen Mengen.
- Saugen Sie täglich Staub und wischen Sie feucht. So entfernen Sie die Pollen von Ihren Teppichen, Gardinen und Möbeln.
- Spülen Sie abends Ihre Haare kurz mit Wasser aus. Damit entfernen Sie die Pollen, die sich tagsüber in Ihren Haaren festgesetzt haben.
- Entkleiden Sie sich abends vor dem Zubettgehen außerhalb Ihres Schlafzimmers. Was sich an Pollen in Ihrer Kleidung befindet, bleibt damit draußen.

Genügen diese Tricks nicht aus, um Ihre Beschwerden zu lindern, sollten Sie unbedingt zum Arzt gehen. Ohne fachgerechte Behandlung kann Heuschnupfen von der Nase in die Bronchien hinabsteigen und allergisches Asthma verursachen. Ärzte nennen dieses Phänomen Etagenwechsel.

Um festzustellen, ob es sich bei Ihren Beschwerden um Heuschnupfen oder eine andere Allergie handelt, kann der Arzt mehrere Untersuchungen durchführen. Beim Prick-Test ritzt er am Unterarm kleine Tropfen mit unterschiedlichen Pollen nebeneinander in die Haut. An der Reaktion der Haut kann abgelesen werden, gegen welche Pollen Sie allergisch sind. Beim nasalen Provokationstest sprüht der Arzt Pollenlösung auf Ihre Nasenschleimhaut. Haben Sie danach Schnupfen und müssen niesen, steht fest, dass es die gerade getesteten Pollen sind, die Ihren Heuschnupfen verursachen.

Moderne Therapien bekämpfen Allergien an ihrem Ursprung

Lassen sich die Beschwerden durch Vorbeugung nicht lindern, können die heutigen Medikamente mehr bewirken. Antihistaminika beispielsweise unterdrücken die allergischen Symptome, indem sie die Wirkung des Histamins blockieren. Rezeptpflichtige Kortisonpräparate – es gibt sie als Nasenspray, Tablette oder Injektion – stoppen die durch die Allergie ausgelösten Entzündungsreaktionen.

Alle diese Behandlungen bekämpfen aber nur die Symptome der Allergie. Eine langfristige Therapie sieht dagegen vor, das Problem an seinem Ursprung zu packen und das verirrte Immunsystem zur Intensivtherapie zu schicken. Dadurch soll es lernen, wieder Freund von Feind zu unterscheiden. Bei der Hyposensibilisierung wird deshalb das Immunsystem langsam an das Allergen gewöhnt und ihm so die Überempfindlichkeit abtrainiert. Der Patient erhält dabei über einen längeren Zeitraum kleinste Mengen des Allergens per Hautinjektion oder als Tropfen. Eine von Mal zu Mal leicht höhere Dosis ermöglicht dem Immunsystem, wieder angemessen auf Pollen, Katzenhaare & Co. zu reagieren. Die Hyposensibilisierung eignet sich aber nicht für jede Allergie und jeden Patienten. Sie muss zudem von Ärzten durchgeführt werden und dauert bis zu fünf Jahre.

Noch mehr Fakten zu Allergien

- *Werden Allergien vererbt?* Nicht direkt. Es kann aber die Veranlagung zur Entwicklung einer Allergie vererbt werden. In rund sieben von zehn Fällen geben Eltern Allergien an ihre Kinder weiter.
- *Können Allergien seelische Ursachen haben?* Vermutlich ist die Psyche an der Entstehung einer Allergie beteiligt, weil sich allergische Symptome in psychischen Belastungssituationen oft verschlechtern. Heuschnupfler haben meist dann stärkere Beschwerden, wenn sie psychischen Konflikten ausgesetzt sind. Tests haben aber auch gezeigt, dass ein stabiler Seelenhaushalt den Verlauf von allergischem Asthma positiv beeinflussen kann.
- *Was bringt eine ausgewogene Ernährung?* Viel frisches Obst und Gemüse in der Ernährung ist generell gut für die Gesundheit, weil beides Stoffe mit gesundheitsfördernder Wirkung wie die Flavonoide enthält. Studien zeigen zudem, dass Vegetarier seltener Allergien haben als Fleischesser. Und es gibt Berichte, nach denen eine konsequente vegetarische Ernährung ein allergisches Asthma geheilt haben soll.
- *Was bringen Sport und Bewegung?* Sport in Maßen hilft dem Immunsystem, im Gleichgewicht zu bleiben. Dennoch sollte jeder auf seinen Körper hören und von Fall zu Fall entscheiden, wie sehr er sich belasten kann. Wenn sich beim Sport oder bei der Gartenarbeit starke Beschwerden einstellen, sollte der Arzt um Rat gefragt werden.
- *Können Allergien geheilt werden?* Allergien können nach Jahren schwächer werden und, wenn der Kontakt zu den die Allergie auslösenden Stoffen konsequent gemieden wird, auch ganz verschwinden. Es ist aber auch möglich, dass die Beschwerden bis ins hohe Alter unverändert bestehen bleiben.

74. Sport verlängert das Leben

Nein, das klingt selbstverständlich, doch ob Sport das Leben tatsächlich verlängert, kann niemand sicher sagen. Trotz vieler Studien gibt es keine Beweise für diese Aussage. Und vermutlich wird es sie auch nie geben – denn wissenschaftlich ist das kaum zu beweisen.

Ob der Lebensstil Auswirkungen auf das Lebensalter hat, ließe sich höchstens mit sehr aufwändigen Langzeitstudien überprüfen. Und wahrscheinlich wäre nicht einmal das möglich, weil zu viele Faktoren unser Lebensalter beeinflussen. So ließe sich etwa kaum beurteilen, ob die lebenslängliche Sportverweigerung, das Rauchen oder eine Erkrankung das Alter eines Verstorbenen verkürzt hat. Und wenn doch, was davon und um wie viele Jahre? Und wie genau beeinflussen Sportlichkeit in der Jugend oder eine Existenz als Sofaheld im Erwachsenenalter das Lebensalter? Diese Fragen kann niemand sicher beantworten.

Sport bedeutet Lebensqualität Allerdings darf man die fehlende wissenschaftliche Beweisbarkeit von «Sport verlängert das Leben» nicht mit der Wirkung von Sport auf die Gesundheit verwechseln. Letztere ist für einen Gewinn von Lebensqualität unbestritten wichtig – nur kann niemand sicher sagen, wie viele Lebensjahre mehr das unter dem Strich bedeutet. So besagt eine Studie der Harvard Universität, dass es egal ist, ob man in der Jugend Sportler oder Sofaheld war – man gewinnt in jedem Fall an Lebenszeit, wenn man irgendwann im Leben anfängt, Sport zu treiben. Ob dabei zwei Jahre oder nur zwei Monate herausspringen, lässt sich nicht sagen. Aber heißt das deshalb: Je mehr Sport man im Alter macht, desto besser? Nein, das stimmt auch nicht! Studien zeigen, dass mehr Sport nicht unbedingt besser ist. Das liegt daran, dass man mit den Jahren schneller an einen Punkt gelangt, an dem die Vorteile von ausgiebiger sportlicher Aktivität von den Nachteilen überflügelt werden.

Langsames Joggen hat genauso viele Vorteile wie schnelles Joggen So wurde für die *Copenhagen City Heart Study* zwischen 2001 und 2013 die Gesundheit von knapp 1100 Joggern und 4000 Nicht-Joggern beobachtet. Das Ergebnis: Insgesamt lebten die Jogger dieser Studie länger als die Nicht-Jogger: 6,2 Jahre die Männer und 5,6 Jahre die Frauen. Die Studie zeigte aber auch, dass diejenigen, die mehr als vier Stunden pro Woche mit einer Geschwindigkeit von über 11 Kilometer pro Stunde joggten, die antrainierten Gesundheitsvorteile wieder verloren. Die Gruppe, deren Gesundheit unter dem Strich am meisten vom regelmäßigen Joggen profitierte, waren die Teilnehmer, die 2,4 Stunden pro Woche zwischen 8 und 11 Kilometer pro Stunde joggten und mindestens zwei Tage pro Woche komplett pausierten. Andere Studien bestätigten diese Erkenntnisse und kamen ebenfalls zu dem Ergebnis, dass mäßig langes Joggen bei gemäßigtem Tempo genauso viele Vorteile hat wie langes und schnelles Joggen. Dass Joggen grundsätzlich die Gesundheit fördern und das Leben verlängern kann, scheint aber unbestritten.

Lang dauernder, angestrengter Sport kann das Herz verletzen Der Grund dafür, dass im Alter viel Sport nicht mehr Effekt hat als wenig Sport, ist vermutlich, dass lang dauernder, angestrengter Sport zu kleinen Überbelastungsverletzungen im Herzen führen kann. Als gerade noch akzeptabel gilt eine sportliche Belastung, die 45 Kilometer pro Woche oder 50 bis 60 Minuten angestrengte Übungen pro Tag nicht übersteigen sollte. Außerdem sollten Senioren mindestens einen Tag in der Woche keinen Sport machen.

Welche Sportart liegt Ihnen am meisten?

Zur Orientierung beantworten Sie diese Fragen. Aus den Antworten ergeben sich Rückschlüsse, welche Sportarten für Sie infrage kommen und welche eher nicht.

- Welche Sportart hat Ihnen früher am meisten Freude bereitet? Wenn Sie als Kind oder Jugendlicher schon Sport getrieben haben, wissen Sie in etwa noch, was Ihnen Spaß bereitet hat: Leichtathletik oder Ballsportarten wie Tischtennis oder Volleyball? Oder doch Schwimmen oder Geräteturnen?
- Welchen Sport wollten Sie schon immer mal ausprobieren?
- Bewegen Sie sich gerne im Freien oder bevorzugen Sie eine Sporthalle?
- Trainieren Sie lieber für sich allein oder gemeinsam mit anderen beziehungsweise in einer Mannschaft?

Bewegter Alltag – auch Treppensteigen macht fit! Es soll Menschen geben, die Sport und Bewegung bewusst ablehnen. Möglich ist, dass ihnen nicht bewusst ist, welche Wunder ihr Körper täglich vollbringt. Unser Herz schlägt beispielsweise 100 000 Mal am Tag. Vier bis fünf Liter Blut werden in der Minute in den Kreislauf gepumpt. Circa 200 Muskeln halten unser Skelettsystem zusammen, damit wir ein extrem umfangreiches Repertoire an Bewegungen ausführen können.

Um die Organsysteme, die zu solchen Spitzenleistungen in der Lage sind, nicht gänzlich einrosten zu lassen, sollten Sie bereits im Alltag ein paar Regeln beherzigen. Gerade wenn man viel sitzt, ist Bewegung besonders wichtig. Stundenlanges Hocken vor dem Bildschirm oder auf dem Sofa beispielsweise führt schnell zu Rückenschmerzen. Beugen Sie also vor:

- Fahren Sie – wenn es irgendwie geht – mit dem Rad statt mit dem Auto.
- Benutzen Sie statt Fahrstuhl oder Rolltreppe grundsätzlich den Treppenaufgang.

- Stellen Sie an Ihrem Schreibtisch den Drucker so auf, dass Sie für jeden Druck aufstehen und ein paar Meter laufen müssen.
- Verteilen Sie Briefpapier, Stifte und andere Utensilien großzügig auf dem Schreibtisch, so dass Sie sich einmal zur einen Ecke oder zur anderen bewegen müssen.
- Greifen Sie nicht immer nur zum Telefon, um mit Ihren Freunden oder Kollegen etwas zu klären, sondern gehen Sie zu ihnen.
- Nutzen Sie Arbeitspausen, um ein wenig Gymnastik zu machen. Schon fünf Minuten am Tag sind dafür ausreichend.

Die wirklichen Geheimnisse eines langen Lebens

Ginge es im Leben nur um die Fortpflanzung, müssten wir nicht viel älter als 40 Jahre alt werden. Danach sind unsere Kinder reif genug, um ihre eigenen Nachkommen aufzuziehen. Die Arterhaltung, der Fortbestand der Menschheit, wäre damit gesichert und unsere Aufgabe mit 40 deshalb erledigt – biologisch gesehen zumindest. Warum werden wir dann trotzdem immer älter?

Zunächst werden wir natürlich immer älter, weil wir in zivilisierten Regionen wie Deutschland nicht mehr unmittelbar ums Überleben kämpfen müssen, sondern Musik, Theater und Kultur genießen können. Gerade ältere Menschen haben dabei eine sehr wichtige Funktion: Sie halten Erinnerungen lebendig, überliefern Wissen und Erfahrungen früherer Generationen.

Ein Dreh an der Lebensstilschraube kann viel ausmachen

Vor allem aber werden wir hierzulande unter dem Strich immer älter, weil wir über unbegrenzt gesunde Nahrungsmittel verfügen, freie Bildung und eine moderne medizinische Versorgung erhalten – und weil nicht alle Zeitgenossen so lebensverkürzende Laster wie Rauchen oder Hobbys wie Höhlentauchen und Gleitschirmfliegen haben.

Am Ende ist die Lebenserwartung nicht mehr als eine statistische Zahl, die aber jeder durch seinen Lebensstil für sich bestimmt. Und dabei spielen nicht nur Rauchen und übermäßiger Alkoholkonsum eine Rolle, die das Leben stark verkürzen können. Wer das Rauchen aufgibt, verringert übrigens statistisch gesehen sein Risiko, einen Herzinfarkt zu erleiden, innerhalb von fünf Monaten um etwa die Hälfte.

Wie eng der Ernährungsstil mit der Lebenserwartung verknüpft ist, zeigt sich nicht zuletzt an der Herzgesundheit. Wer sich jahrelang hauptsächlich von Hamburgern und Currywürsten ernährt, macht Kieferknochen und Zähne fast arbeitslos und damit anfälliger für Karies. Statistisch gesehen steigt dadurch auch die Gefahr von Infektionen im Mund. Über das Blut können die Keime das Herz erreichen und dort lebensverkürzende Erkrankungen auslösen.

Lebenszeitgarantien gibt es unter keinen Bedingungen

Feste Regeln, was man essen muss, um dadurch eine bestimmte Zahl von Jahren länger zu leben, existieren allerdings nicht. Dass eine ausgewogene Ernährung das Leben nicht verkürzt, bezweifelt aber wohl niemand. Wer trotzdem noch mehr Motivation für einen gesunden Ernährungsstil braucht, für den folgen hier noch zwei weitere Argumente: Schon eine dauerhaft etwa zehn Prozent niedrigere Cholesterinkonzentration im Blut verringert das Risiko eines Herzinfarkts um rund 20 Prozent. Zudem kann der reichliche Verzehr von Obst und Gemüse das Risiko verringern, an Krebs zu erkranken: Wer viel Obst isst, hat statistisch gesehen ein 40 Prozent niedrigeres Lungenkrebsrisiko. Auch Fisch gilt in dieser Hinsicht als gesund. Allerdings sind diese Statistiken ohne Aussagekraft für den Einzelnen. Wie stark Krebs und damit die Lebenserwartung dennoch von individuellen Gegebenheiten abhängen kann, zeigt das Beispiel Brustkrebs. So bekommen kinderlose Frauen eher Brustkrebs als Frauen, die Kinder ausgetragen haben. Doch kaum jemand würde Frauen als Krebsvorsorge das Kinderkriegen empfehlen.

Eine Trainingswirkung fürs Herz ergibt sich schon bei vier Stunden Sport in der Woche

Ein Rat, der unproblematisch ist und vermutlich um eine nicht voraussagbare Zeitspanne das Leben verlängert, ist Sport. Ein Trainingseffekt fürs Herz ergibt sich schon bei vier Stunden Sport in der Woche. Dass uns zum Beispiel Laufen guttut, ist sogar in den Genen verankert. Denn schon unsere Vorfahren vor über 100 000 Jahren liefen, um gesund zu bleiben – allerdings unfreiwillig. Auf der Suche nach Nahrung legten sie täglich bis zu 40 Kilometer zurück. Von den Zivilisationsleiden der heutigen Gesellschaft wie Diabetes, Herzinfarkt und Schlaganfall blieben sie deshalb verschont. Dass Neandertaler und Co. im Durchschnitt dennoch kaum älter als 40 Jahre wurden, lag daran, dass ihnen fehlte, was wir heute als selbstverständlich empfinden: unbegrenzte gesunde Nahrungsmittel, medizinische Versorgung und damit sehr gute Voraussetzungen, sehr alt zu werden.

75. Testosteron macht alte Männer wieder jünger

Nein, das stimmt nicht! Pflaster, Salbe, Gel, Tablette – um das Testosteron ranken sich viele Mythen. Oft lauten sie unter dem Strich: Der älter werdende Mann möge sich ein Testosteronpflaster auf die Haut kleben oder jeden Morgen etwas Salbe auf den Oberarm cremen und schon seien Lust, Libido und Leistungsfähigkeit wieder auf dem Niveau eines jungen Mannes Mitte zwanzig. Die Wirklichkeit sieht allerdings anders aus.

Testosteron wird in den Hoden produziert und ist das bekannteste männliche Hormon. Es fördert unter anderem den Aufbau von Muskeln und Knochen und steuert die Ausbildung von Geschlechtsmerkmalen wie dem Bart und dem Penis. Testosteron kommt in geringeren Mengen auch im Körper von Frauen vor. Es ist im Prinzip also die Menge des Testosterons, die bestimmt, wie männlich die männlichen Merkmale ausfallen und bleiben.

Mann fühlt sich gut, obwohl der Testosteronspiegel niedrig ist
Bei Männern sinkt ab dem 40. Lebensjahr die Produktion des Testosterons jedes Jahr um rund ein Prozent. Die Vermutung, dass Testosteron und das Altern zusammenhängen, ist also richtig. Der Glaube, mit einer kräftigen Dosis Testosteron aus der Tube das Älterwerden irgendwie bremsen zu können, ist es nicht. Es mag so sein, dass bei Männern im Alter die Lust auf Sex schwindet, sie gelegentlich depressiv sind, die Muskeln abnehmen und der Bauch zunimmt und manchmal sogar Impotenz auftritt – meist liegt das aber nicht an Testosteronmangel. Oft widersprechen sich sogar die gemessenen Testosteronwerte und das subjektive Lebensgefühl: Der Mann fühlt sich gut, obwohl sein Testosteronspiegel eher niedrig ist. Aber dafür gibt es natürlich einen Grund.

Das Älterwerden ist ein komplexer Vorgang Es sind mehrere Hormone, die der männliche Körper mit den Jahren in immer geringeren Mengen produziert. Dazu gehören Testosteron, die Wachstumshormone und das Schlafhormon Melatonin. Jedes Hormon für sich spielt eine wichtige Rolle im Organismus. Das Älterwerden allerdings ist ein ausgesprochen komplexer Vorgang, an dem sehr viel mehr Faktoren als ein paar Hormone beteiligt sind. Extra-Hormonportionen lassen Männer deshalb nicht wirklich jünger erscheinen – weder vor dem Spiegel noch in den Ausweispapieren.

Eine Testosteron-Therapie sollte nur von ausgewiesenen Experten durchgeführt werden Es gibt noch mehr Gründe, warum Testosteron nicht das Wundermittel ist, zu dem es sogar von manchen Ärzten gemacht wird. So kann Testosteron vermutlich die Entstehung von Prostatakrebs fördern und die Blutfettwerte erhöhen, wobei hohe Blutfettwerte das Risiko für Bluthochdruck, Herzinfarkt und Schlaganfall steigen lassen. Testosteron greift zudem, wie alle zusätzlich verabreichten Hormone, in die penibel ausbalancierten biochemischen Mechanismen des Körpers ein – mit kaum absehbaren Folgen. Man stelle sich vor, man würde dem Motor eines VW Käfer aus den Fünfzigerjahren mit modernen Tuningtricks ein paar PS mehr aus den alten Nockenwellen locken. Vermutlich würde der Motor tatsächlich einige Zeit schneller und kraftvoller laufen – um sehr bald rauchend seine letzten Umdrehungen abzuliefern.

Allerdings kann es medizinische Gründe für eine Testosterontherapie geben: zum Beispiel Stoffwechselstörungen oder Hodenentzündungen, die die natürliche Testosteronproduktion beeinträchtigen. Dies vorausgesetzt, dazu eine gründliche, am besten fachärztliche Untersuchung und ein im Labor nachgewiesener Hormonmangel, dann spricht prinzipiell nichts gegen eine Therapie mit Testosteron. Sie sollte aber unbedingt von ausgewiesenen Experten durchgeführt werden, denn die optimale Dosierung des Hormons erfordert Erfahrung. Vor Eigentherapien wie sie mit im Internet beschafften Pflastern, Salben und Gelen heutzutage leider möglich sind, sollte jeder Mann die Finger lassen – sie schaden nicht nur der Gesundheit, sondern verringern auch die Lebensqualität.

76. Vergesslichkeit gehört zum Älterwerden dazu

Nein, das stimmt absolut nicht. Vergesslichkeit kann verschiedene Ursachen haben – viele davon lassen sich gut behandeln. So können Durchblutungsstörungen nach einem Schlaganfall, Infektionen, Suchterkrankungen, Asthma, Gehirntumore, starker Flüssigkeitsmangel und manche Erbkrankheiten eine mehr oder weniger deutlich ausgeprägte Vergesslichkeit zur Folge haben. Treffen kann das alte wie junge Menschen.

Es gibt keine allgemeine Regel für Vergesslichkeit im Alter Ein übermäßiger Grund zu großer Sorge, besonders vergesslich zu sein, besteht allerdings auch im hohen Alter nicht unbedingt, denn selbst über Neunzigjährige sind noch zu rund 60 Prozent geistig voll da. Sie leiden, wenn überhaupt, nur unter einer leichten Vergesslichkeit. Manche Senior blüht mit 65 Jahren oder später sogar erst auf und schreibt eine Doktorarbeit oder lernt eine neue Fremdsprache – wobei die Motivation, die Neugier und die Identifikation mit der früheren oder aktuellen Tätigkeit oder dem Hobby eine ausschlaggebende Rolle spielen dürften.

Das Lernen neuer Dinge kann auch im hohen Alter faszinieren – und motivieren Natürlich entwickeln manche Senioren trotz alledem im Alter von etwa 60 Jahren leichte Gedächtnisstörungen. Sie bewältigen dann zwar den Alltag auf normale Weise, doch in Gedächtnistests erinnern sie beispielsweise Details von Textstellen nicht, die ihnen gerade vorgelesen wurden. Nur bei wenigen stellt eine solche Vergesslichkeit aber eine Vorstufe von Alzheimer oder einer anderen Form der Demenz dar. Bei zwei Dritteln der Betroffenen bleibt das Gedächtnis schließlich stabil oder erholt sich wieder.

Viele Senioren profitieren im Alter zudem von ihrer enormen Lebenserfahrung, da ihr Gehirn in neuen Situationen Vergleiche zu früheren Situationen ziehen kann. Das Gehirn im Alter arbeitet zwar bei vielen Menschen weniger schnell – im Prinzip aber nur, weil es bereits Unmengen von Wissen und Informationen gespeichert hat. Trotzdem gibt es Achtzigjährige, die Informationen schneller verarbeiten als manche Studenten in ihren Zwanzigern. Als ein Grund dafür gilt, dass das Lernen neuer Dinge auch im hohen Alter faszinieren kann. Gepaart mit großer Selbstmotivation und einem steigenden Selbstwertgefühl kann sich das positiv auf die Fitness eines alten Gehirns auswirken.

Absterbende Nervenzellen können das Gedächtnis beeinflussen – müssen es aber nicht Der Grund für eine gewisse leichte Vergesslichkeit im Alter ist vermutlich, dass Nervenzellen im Gehirn zugrunde gehen – was das Gedächtnis beeinträchtigen kann, aber nicht zwingend muss. Der Hippocampus, eine Region im Gehirn, die für das Erinnern und das räumliche Orientieren zuständig ist, schrumpft, ebenso der präfrontale Kortex, in dem das Kurzzeitgedächtnis sitzt. Zwar kann auch ein altes Gehirn in gewissem Rahmen neue Nervenzellen bilden, doch die Verbindungen zwischen den Zellen nehmen schon ab etwa dem 40. Lebensjahr ab, ebenso wie die Menge an Botenstoffen im Gehirn sinkt, ohne die das Lernen nicht funktionieren würde. Zum Beispiel geht das Tempo, mit dem Informationen verarbeitet werden und auf Veränderungen reagiert wird, mit der Zeit zurück; und auch das Kurzzeitgedächtnis beginnt zu schwächeln. Allerdings fallen diese Veränderungen zunächst so gering aus, dass sie lange Zeit nicht auffallen – vielleicht sogar nie. Vergesslichkeit gehört zum Älterwerden also nicht automatisch dazu.

Je früher ein Nachlassen der Gedächtnisleistungen festgestellt wird, desto mehr kann dagegen unternommen werden Dennoch, eine Frage bleibt: Wo zieht man die Grenze zwischen normaler Vergesslichkeit und einer ernsten Erkrankung? Immer noch normal ist es, wenn man ab und zu beispielsweise die Uhr oder die Brille nicht mehr findet. Nicht mehr normal ist es, die verlegten Dinge an absurden Orten wiederzufinden, etwa die Brille im Kühlschrank oder die Uhr im Schuhputzkasten. Überschreitet das Ausmaß solcher Seltsamkeiten einen gewissen Punkt – zum Beispiel, wenn jemand mehrmals nicht ohne Hilfe nach Hause findet – kann dies krankhaft sein und sollte ärztlich untersucht werden. Viele Neurologen und Kliniken bieten dafür eine spezielle Gedächtnissprechstunde an. Je eher diese aufgesucht wird, desto früher kann eine echte Gedächtnisstörung festgestellt und gegebenenfalls erfolgreich behandelt werden.

- *Schwerhörigkeit* Wer schlecht hört, merkt sich weniger. Ein Hörgerät kann in einem solchen Fall die scheinbaren Gedächtnisprobleme deutlich bessern.
- *Schlafmangel und Stress* Beides verschlechtert das Erinnerungsvermögen. Entspannungstraining, mehr Schlaf oder Nickerchen zwischendurch wirken oft Wunder.
- *Negative Gefühle* Auch die Gefühlslage beeinflusst das Gedächtnis. So können die Symptome einer Altersdepression denen einer Demenz ähneln.
- *Vitamin-B12-Mangel* Fehlt dem Körper Vitamin-B-12, schadet das den Nervenzellen, vor allem bei Rauchern und Menschen mit einem hohen Alkoholkonsum. Eine Ernährungsumstellung und eine ärztlich kontrollierte Vitamin-B12-Gabe können hier sinnvoll sein.
- *Ernährungsprobleme* Wer regelmäßig zu wenig isst, bietet seinem Gehirn nicht genug Energie. Im höheren Lebensalter hat das größere Auswirkungen auf das Gedächtnis als in jungen Jahren.
- *Medikamente* Manche Medikamente, beispielsweise Beruhigungsmittel, und auch hoher Alkoholkonsum behindern das Denkvermögen und das Gedächtnis.
- *Schilddrüsenstörungen* Eine Schilddrüsenüberfunktion kann zu Gedächtnisstörungen führen.
- *Bluthochdruck* Ist der Blutdruck dauerhaft zu hoch, schädigt das vermutlich die Nervenfasern im Gehirn. Aus diesem Grund zählen Bluthochdruck ebenso wie Diabetes mellitus, dauerhaft zu hohes Cholesterin und Rauchen zu den Risikofaktoren für die Entwicklung einer Demenz.
- *Tumore* Vor allem Tumore unter der harten Hirnhaut können eine Demenz verursachen, können aber oft erfolgreich entfernt werden – mit positiver Wirkung auch auf das Gedächtnis.

77. Wer viele Altersflecken hat, bekommt irgendwann Hautkrebs

Nein, das ist nicht richtig. Sogenannte Altersflecken sind meist harmlos – auch wenn sie stören mögen, weil sie sich in reichlicher Zahl auf Handrücken, Unterarmen und im Gesicht ausbreiten. Die linsen- bis eurogroßen Flecken treten ab dem 40. Lebensjahr auf. Sie entstehen aber vor allem dann, wenn die Haut zuvor jahrelang sehr viel Sonne aushalten musste.

Altersflecken werden nur sehr selten bösartig Nur sehr selten entwickeln sich Altersflecken zu einer bösartigen Krebsart. Allerdings können medizinische Laien einen Altersfleck nicht immer sicher von einem krebsverdächtigen Leberfleck unterscheiden. Der Hautarzt hat deutlich mehr Erfahrung. Er kann außerdem eine Gewebeprobe aus dem Fleck entnehmen, sie im Labor untersuchen lassen und gegebenenfalls den Fleck operativ oder mit dem Laser entfernen.

Eine Methode zur Entfernung von Altersflecken sind Bleichcremes, die die Produktion des Farbstoffs Melanin in der Haut verringern. Der Nachteil: Die Cremes können relativ viele Nebenwirkungen entwickeln. Eine Laserbehandlung und das Vereisen mit flüssigem Stickstoff können Altersflecken ebenfalls entfernen. Allerdings sind diese Verfahren oft sehr schmerzhaft. Und eine Garantie, dass sich danach keine neuen Altersflecken bilden, gibt es auch nicht.

Die beste Vorbeugung gegen Altersflecken: Sonne vermeiden! Damit keine Altersflecken entstehen, muss man direkter Sonnenstrahlung – genauer: den UV-Strahlen in den Sonnenstrahlen – so weit wie möglich aus dem Weg gehen. Bei unvermeidlichen Aufenthalten in der Sonne sollte der unbedeckte Teil der Haut mit einer Lotion mit hohem Lichtschutzfaktor eingecremt werden. Zu empfehlen sind außerdem Tages- und Handcremes mit hohem Lichtschutzfaktor. Selbst wer bereits Altersflecken hat, sollte sich beim Sonnenbaden stets mit einer Lotion mit sehr hohem Lichtschutz vor UV-Strahlen schützen. Das gilt auch im Winter beim Skifahren und auf Reisen in die Sonne. Dabei sollten auch die Hände stets gut mit Sonnenschutz eingecremt werden.

Wie entstehen Leberflecken und Co.?

Sommersprossen, Leberflecken, Altersflecken und Co. sind grundsätzlich harmlose Hautanhängsel. Sie bestehen aus Zellen, die viele Farbstoffe enthalten, und werden deshalb auch Pigmentzellen genannt. Leberflecken entstehen, wenn sich Pigmentzellen häufen. Die Flecken sind normalerweise glatt und scharf begrenzt. Sie können ein Leben lang so bleiben wie sie sind – oder sich krebsartig verändern. Deshalb sollte man Leberflecken gut beobachten und regelmäßig einen Hautarzt für einen Hautcheck aufsuchen.

Wer einen neuen Leber- oder Altersfleck oder eine andere Veränderung der Haut bemerkt, geht am besten nach der ABCDE-Regel vor. Dabei wird der Fleck auf eine mögliche Asymmetrie (A), seine Begrenzung (B), die Farbe (C für Color), den Durchmesser (D) und seine Erhabenheit (E) untersucht. Fallen Unregelmäßigkeiten auf, bedeutet das: Termin beim Hautarzt machen, damit dieser den Fleck fachmännisch genau anschauen und gegebenenfalls entfernen kann.

Gesundheit und Medizin

Gian Domenico Borasio
selbst bestimmt sterben
Was es bedeutet. Was uns daran hindert. Wie wir es erreichen können.
2014. 206 Seiten mit 6 Abbildungen und 2 Tabellen. Gebunden

Julia Onken
Im Garten der neuen Freiheiten
Ein Reiseführer für die späten Jahre
2015. 176 Seiten. Klappenbroschur
Beck Paperback Band 6209

Sabine Paul
PaläoPower
Das Wissen der Evolution nutzen für Ernährung, Gesundheit und Genuss
3. Auflage. 2016. 301 Seiten mit 12 Abbildungen und mit zahlreichen Illustrationen von Helge Nyncke. Broschiert
Beck Paperback Band 6029

Michael Prang
Alternativmedizin
Was sie leistet. Wann sie schadet
2014. 256 Seiten. Klappenbroschur
Beck Paperback Band 6132

Erik Scherder
Lass dein Hirn nicht sitzen
Wie Bewegung das Denken verbessert, Depressionen lindert und Demenz vorbeugt
Aus dem Niederländischen von Claudia Van den Block
2016. 240 Seiten mit 30 Abbildungen. Klappenbroschur
Beck Paperback Band 6238

Rudi Westendorp
Alt werden, ohne alt zu sein
Was heute möglich ist
Aus dem Niederländischen von Bärbel Jänicke und Marlene Müller-Haas
2015. 286 Seiten. Gebunden